Soheila Rezapour-Firouzi

Suplemento de óleo de ervas e dieta com Hot Nature para a esclerose múltipla

Soheila Rezapour-Firouzi

Suplemento de óleo de ervas e dieta com Hot Nature para a esclerose múltipla

ScienciaScripts

Cover image: www.ingimage.com

This book is a translation from the original published under ISBN 978-3-659-79392-9.

Publisher:
Sciencia Scripts
is a trademark of
Dodo Books Indian Ocean Ltd. and OmniScriptum S.R.L publishing group

120 High Road, East Finchley, London, N2 9ED, United Kingdom
Str. Armeneasca 28/1, office 1, Chisinau MD-2012, Republic of Moldova, Europe
Printed at: see last page
ISBN: 978-620-6-25074-6

Índice

Abreviaturas:

AA	Arachidonic acid
ALA	Alpha-linolenic acid
ALT (SGPT)	Alanine-aminotransferase
AST (SGOT)	Aspartate-aminotransferase
BBB	Blood-Brain Barrier
CSF	Cerebro- spinal fluid
CMF	Cell membrane fluidity
CNS	Central nervous system
COX	Cyclooxygenase
COX I–III	Cyclooxygenase I–III
cPLA2	Cytosolic PLA2
CRP	C-reactive protein
CSF	Cerebro Spinal Fluid
D6D (FADS2)	Delta -6-desaturase
D5D (FADS1)	Delta -5-desaturase
DGLA	Dihomogammalinolenic acid
DHA	Docosahexanoic acid (omega-3)
DMTs	Disease modifying therapies
DPA	Docosapentanoic acid
EDSS	Extended disability status score
EPA	Eicosapentanoic acid (omega-3)
EP	Evening primrose
EPO	Evening primrose oil
EFAs	Essential fatty acids
FDA	Food and drug administration
FSS	Functional System Scores
GC	Gas chromatography
GGT	Gamma-glutamyl transerase
GLA	Gamma Linolenic acid
HS	Hemp Seed
HSO	Hemp Seed oil
IFN	Interferon (β1b-β1a-β)
IFN-γ	Interferon- γ
IL	Interleukin (IL-2-IL-4, IL-5, IL-6, IL-10, IL-17)
iNOS	inducible nitric oxide synthase
iPLA2	independent PLA2
LA	Linoleic acid (omega-6 Family)
LC-PUFA	Long-chain polyunsaturated fatty acid
LOX	Lypoxygenase
LTs	Leukotrienes
LysoPL	Lyso-phospholipids
LysoPCs	Lysophosphatidylcholines
MRI	Magnetic resonance imaging
MS	Multiple sclerosis
nqFFQ	non-quantitative Food Frequency Questionnaires
NO	Nitric oxide
NOS	Nitric oxide synthase
NSAIDs	Non-steroidal anti-inflammatory drugs

OPCs	Oligodendrocyte progenitor cells
PBMC	Peripheral Blood Mononuclear Cells
PC	Phosphatidyl choline
PE	Phosphatidyl ethanolamine
PG	Prostaglandin
PGE	Prostaglandins (PGE1, PGE2, PGE3)
PGE2	Prostaglandin E2
PLA2	Phospholipase A2
PLP	Proteolipid protein (in myelin)
PI	Phosphatidyl inositol
PPMS	Primary progressive MS
PRMS	Progressive relapsing MS
PS	Phosphatidylserine
PUFAs	Polyunsaturated fatty acid (ω3-PUFAs, ω6-PUFAs)
ω3-PUFAs	omega3-polyunsaturated fatty acids
ω6-PUFAs	omega6-polyunsaturated fatty acids
ROS	Reactive Oxygen Species
RBC	Red Blood Cells
RNS	Reactive nitrogen species
RRMS	Relapsing Remitting MS
SCI	Spinal Cord Injury
SDA(STA)	Stearidonic acid
sPLA2	secretory PLA2
SPMS	Secondary progressive MS
Th	T helper (1-2-17)
TIM	Traditional Iranian Medicine
TNF-α	Tumour necrosis factor-α
USFAs	Unsaturated fatty acids
UEFAs	Unessential fatty acids
W/C	Warmth/Coldness

Resumo

Antecedentes: A esclerose múltipla (EM), que assegura a desmielização e resulta em incapacidade física, é a doença mais crónica e inflamatória. Devido à eficácia limitada e aos efeitos secundários adversos dos tratamentos actuais, é importante identificar novos agentes terapêuticos e protectores. Há muitos anos que se suspeita que o risco de desenvolver EM pode estar associado ao aumento da ingestão alimentar de ácidos gordos saturados e ao consumo de alimentos de natureza fria. Este estudo teve como objetivo avaliar os potenciais efeitos terapêuticos e protectores dos óleos de sementes de cânhamo e de onagra, bem como a intervenção dietética de natureza quente em doentes com EM ligeira.

Métodos e materiais: Neste ensaio aleatório, duplamente cego, 100 doentes com EMRR (Escala Expandida do Estado de Incapacidade <6) foram divididos em três grupos: "*Grupo A*" que recebeu óleos co-suplementados com aconselhamento de dieta Hot nature, "*Grupo B*" que recebeu azeite como placebo, "*Grupo C*" que recebeu óleos co-suplementados. Mizadj, Clinicamente EDSS, taxa de recaída e pontuação funcional, bem como factores imunológicos (citocinas plasmáticas de IL-4, IFN-γ e IL-17), parâmetros bioquímicos (GGT, AST, ALT, PUFA dos glóbulos vermelhos e composição de ácidos gordos da membrana eritrocitária, D-6-desaturase (FADS2), PLA2 secretora (sPLA2) avaliados no início e após 6 meses.

Resultados: O seguimento médio foi de 180±2,9 DP dias (N=65, 23 *homens* e 42 *mulheres,* com idades entre 34,25±8,07 anos e duração da doença de 6,80±4,33 anos). Não se registaram diferenças significativas nos parâmetros dos estudos na fase inicial. Ao fim de 6 meses, verificaram-se melhorias significativas no Mizadj, na pontuação EDSS e na taxa de recaída nos grupos A e C, enquanto o grupo B apenas apresentou uma diminuição significativa na fronteira da taxa de recaída. Os parâmetros imunológicos e bioquímicos revelaram uma melhoria nos grupos A e C, ao passo que se verificou um agravamento no grupo B após a intervenção, e os parâmetros imunológicos correlacionaram-se com a pontuação EDSS no grupo A. Após 6 meses, a membrana celular dos eritrócitos, no que diz respeito aos ácidos gordos específicos, revelou uma melhoria nos grupos A e C, ao passo que se verificou um agravamento no grupo B após a intervenção.

Conclusão: Este estudo sugere que a co-suplementação de óleos à base de plantas com uma dieta natural quente pode ter efeitos benéficos na reversão dos sinais e na melhoria dos resultados clínicos em doentes com EMRR, o que foi confirmado por resultados imunológicos e bioquímicos. Esta intervenção provoca um aumento dos AGPI nos doentes com EM e uma melhoria na composição dos ácidos gordos da membrana dos eritrócitos, o que pode ser uma indicação de reservas plasmáticas restauradas e um reflexo da redução da gravidade da doença.

Palavras-chave: Fluidez da membrana celular, Delta-6-desaturase (FADS2), Óleo de onagra *(Oenothera biennis L)*, Escala expandida do estado de incapacidade *(EDSS),* Óleo de sementes de cânhamo *(Cannabis sativa L*), Dieta quente, Inflamação, Enzimas hepáticas, Mizadj, Fosfolipase A2, PUFA, , Esclerose múltipla recorrente-remitente (EMRR).

Capítulo 1: Introdução

1 Introdução

A esclerose múltipla (EM) é uma doença relativamente comum, de etiologia desconhecida e sem cura, que resulta em incapacidade neurológica em adultos jovens. Esta doença afecta mais de dois milhões de pessoas em todo o mundo (Mao & Reddy, 2010) e mais de 60 000 indivíduos no Irão (Iranian MS forum). Muitos dos tratamentos actuais são dispendiosos, de eficácia limitada e têm efeitos secundários desagradáveis (Lublin, 2005).

Embora a etiologia exacta do desenvolvimento da esclerose múltipla dependa de factores genéticos e ambientais (pryse-phillips & sloka, 2006), estão envolvidos eventos patológicos como a deficiência das células T auxiliares (Th) (Minagar & Alexander, 2003). Os principais tipos de células Th são as células Th1 que produzem IL-2, TNF-α e ***IFN-γ**, e* as células Th2 que produzem IL-4, IL-5, IL-10 e IL-13 (Fukaura, 1996; Hafler, 1997), e o equilíbrio Th1/ Th2 tem sido considerado um dos factores de risco na etiologia da EM.

Além disso, as células Th17 (novo subconjunto de células T) produzem a citocina IL-17 (um fator-chave na patogénese da esclerose múltipla) e as citocinas derivadas das células Th1 (*IFN-γ*) e das células Th2 (IL-4) reprimem o desenvolvimento das células Th17 (McKenzie et al, 2006; Harrington et al 2005; Park et al, 2005). O tratamento com IFN-β altera a resposta imunitária do padrão Th1 para Th2, aumentando a produção de citocinas Th2 anti-inflamatórias (ex. IL-4) e diminuindo a produção de citocinas Th1 pró-inflamatórias (ex. *IFN-γ*). O IFN-βíα aumenta a produção das citocinas anti-inflamatórias IL-4 e IL-10 e o IFN-β 1b diminui a produção da citocina pró-inflamatória ***IFN-γ*** (Sasa Sega et al, 2004).

A este respeito, acredita-se que a Medicina Tradicional Iraniana (TIM) praticada no Irão e as naturezas Fria e Quente (*Mizadj*) existem na TIM e em muitas outras teorias médicas tradicionais (Avicena, 2004; Ott, 1997). O estudo de (Shahabi et al, 2008) sobre os rácios IL-4 / *IFN-γ* mostrou que a tendência das pessoas de natureza quente era desviarem-se para respostas imunitárias do tipo Th2 em maior grau do que as pessoas de natureza fria. Assim, o consumo de alimentos de natureza quente numa pessoa que sofra de uma doença autoimune com um desvio para respostas imunitárias Th1 (como a esclerose múltipla) pode ser útil porque pode acelerar o aquecimento da natureza e o desvio para respostas imunitárias Th2 (Mirzaei, 2007).

Estudos epidemiológicos demonstraram uma relação entre a mortalidade por esclerose múltipla e a gordura da dieta (Esparza et al, 1995). Os lípidos desempenham funções importantes como constituintes dos fosfolípidos das membranas (Huwiler &Feilschifter, 2009). Há provas de que os ácidos gordos polinsaturados ómega 3 (ω 3-PUFAs) podem suprimir a produção de IFN-gama em doentes com EM (Gallai et al, 1995). O óleo de semente de cânhamo (HSO) contém estas substâncias, bem como o óleo de prímula (EPO), a combinação destes óleos como suplemento dietético tem potencial para reduzir as citocinas pró-inflamatórias e visa este mecanismo chave da doença e funciona como tratamentos aprovados. Para além disso, a Fosfolipase-A2 (PLA2) controla o metabolismo dos AGPI (Sun et al, 2004).

A PLA2 parece desempenhar um papel fundamental na lesão celular no sistema nervoso central (SNC), bem como na patogénese da esclerose múltipla e na produção de mediadores pró-inflamatórios. A PLA2 hidrolisa os fosfolípidos para libertar ácido araquidónico (AA), que pode mediar a inflamação e a desmielinização, características da doença autoimune EM do SNC (Kalyvas et al, 2009). Um estudo demonstrou que a concentração de PLA2 aumentou 6 vezes na urina de doentes com EM com doença ativa e 4 vezes em doentes em remissão, independentemente da terapia imunomoduladora (Cunningham et al, 2006).

Por conseguinte, concebemos um estudo para investigar os efeitos de uma combinação 9:1 de HSO com EPO como suplemento a uma dieta natural quente, em comparação com a combinação 9:1 de HSO com EPO sem uma dieta especial e azeite no terceiro grupo. *O HSO* é utilizado como alimento/medicamento na China há pelo menos 3000 anos (de Padua et al, 1999). Contém mais de 80% de PUFAs, com um rácio ω6/ ω3 entre 2:1 e 3:1, considerado ótimo para a saúde humana

(Simopoulos et al, 2000). *O HSO* contém fitoesteróis, terpenos e 80-110mg/100g de tipos de tocoferol (α-, β-, δ, γ-tocoferol), sendo o γ-tocoferol o principal tocoferol (85%). *Os HSO* não só apresentam propriedades antioxidantes potentes para a eliminação de radicais livres, como também podem atuar em vias de sinalização específicas para regular as respostas inflamatórias (Matthaus & Brühl, 2008; Hendriks et al, 1978; Nissen et al, 2009; Oomah et al, 2002). *A EPO* tem sido utilizada em quantidades crescentes em preparações nutricionais e farmacêuticas e pode aliviar vários estados de doença crónica (Horrobin, 1992; Huang & Mills, 1995; Fan & Chapkin, 1998).

Por conseguinte, propõe-se que os PUFAs dietéticos sob a forma de óleos co-suplementados com dieta de natureza quente podem afetar a composição de ácidos gordos dos fosfolípidos da membrana, com aumento das concentrações de PUFAs da membrana celular, também os efeitos da intervenção parecem possuir papéis imunomoduladores e anti-inflamatórios; e inibir o aumento das citocinas inflamatórias Th1, Th17 e PLA2 podem representar novas estratégias terapêuticas contra estas doenças.

1-2 Finalidades, Objectivos, Subjectivos e Hipóteses

Objectivos 1-2-1

Avaliar o efeito dos óleos de sementes de cânhamo e de onagra co-suplementados e da intervenção dietética Hot nature nos sinais clínicos, sintomas e factores inflamatórios em doentes com Esclerose Múltipla.

1-2-2 Subjectivos

1. Avaliar a escala expandida do estado de incapacidade *(EDSS)* e as alterações *de Mizadj.*

2. Avaliar as alterações dos sinais e sintomas (taxa de recaída e pontuações funcionais).

Objectivos 1-2-3

1. Para avaliar o perfil de citocinas (***IFN-γ***, IL-4, IL-17)

2. Avaliar a composição dos AGPI dos glóbulos vermelhos e de outros ácidos gordos na membrana dos eritrócitos

3. Para avaliar a sPLA2 sérica e a Delta-6-desaturase (FADS2 ou D6D)

4. Para avaliar a transaminase glutâmico-pirúvica ou a alanina-aminotransferase (SGPT ou ALT), a transaminase glutâmico-oxalacética ou a aspartato-aminotransferase (SGOT ou AST) e a gama-glutamil transerase (GGT)

Objetivo da alternativa 1-2-3

Para avaliar a associação entre os perfis de citocinas (***IFN-γ***, IL-4, IL-17) e as alterações do EDSS avaliadas

Hipótese 1-2-4

1. o rácio calor/calor dos óleos co-suplementados com o grupo aconselhado pela dieta Hot-nature (como agente terapêutico ou protetor) é superior ao dos outros grupos.

2. Os resultados clínicos dos óleos co-suplementados com o grupo aconselhado pela dieta Hot-nature (como agente terapêutico ou protetor) são inferiores aos dos outros grupos.

3. O nível da citocina anti-inflamatória Th2 (IL-4) é mais elevado no grupo dos óleos co-suplementados com a dieta Hot-nature aconselhada (como agente terapêutico ou protetor) do que nos outros grupos.

4. O nível de citocinas Thland Th17 pró-inflamatórias (***IFN-γ***, IL-17) é mais baixo no grupo dos óleos co-suplementados com a dieta Hot-nature aconselhada (como agente terapêutico ou protetor) do que nos outros grupos.

5. Existe uma relação lógica entre o EDSS e o perfil de citocinas no grupo de óleos co-suplementados com a dieta Hot-nature aconselhada.

6. Os PUFAs /SFAs na membrana eritrocitária dos óleos co-suplementados com o grupo aconselhado pela dieta Hot-nature (como agente terapêutico ou protetor) são mais do que os outros grupos.

7. A delta-6-desaturase sérica (FADS2) dos óleos co-suplementados com o grupo aconselhado pela dieta Hot-nature (como agente terapêutico ou protetor) é menor do que a dos outros grupos.

8. A sPLA2 sérica dos óleos co-suplementados com o grupo aconselhado pela dieta Hot-nature (como agente terapêutico ou protetor) é inferior à dos outros grupos.

9. A atividade das enzimas hepáticas dos óleos co-suplementados com o grupo da dieta natural recomendada (como agente terapêutico ou protetor) é inferior à dos outros grupos.

Capítulo 2: Revisão da literatura

2-1 Esclerose múltipla

A esclerose múltipla (EM) é caracterizada principalmente como uma doença autoimune neurodegenerativa; afecta o SNC, principalmente o tecido da substância branca, produzindo placas ou lesões no cérebro e na medula espinal. A EM envolve uma desregulação do sistema imunitário que provoca a degradação da bainha de mielina. A bainha de mielina isola os axónios, permitindo impulsos nervosos mais rápidos entre as células, e o processo de desmielinização leva ao atraso ou bloqueio completo das vias de sinalização no SNC. Os axónios também podem ser danificados devido à falta de isolamento e de nutrientes fornecidos pelas células circundantes. A inflamação pode também afetar os oligodendrócitos, que nutrem as células nervosas. É através destes processos que se forma tecido cicatricial ("esclerose") em várias zonas do SNC ("múltipla") (Zuvich et al, 2009).

Existe um consenso geral de que a EM resulta de uma desregulação imunitária adquirida e de uma ativação aberrante que conduz a processos inflamatórios conduzidos por células T no SNC que resultam em desmielinização e danos axonais, o que significa que se acredita que os linfócitos T, os macrófagos e os anticorpos estão envolvidos na patogénese da doença (Shinto et al, 2009).

Atualmente, as terapêuticas para a EM são eficazes na redução da exacerbação e no alívio dos sintomas da doença (Lublin, 2005). Infelizmente, as actuais terapias aprovadas pela FDA são ineficazes em doentes que sofrem de formas progressivas da doença (Miller & Leary, 2007). Nos doentes aos quais é prescrita uma das terapias modificadoras da doença (DMT) atualmente disponíveis, observa-se uma grande heterogeneidade na resposta aos vários tratamentos após o tratamento. Com o tempo, acredita-se que os investigadores continuarão a descobrir novas terapias medicamentosas que podem travar a doença e melhorar gradualmente a qualidade de vida dos doentes.

2-1-1 Epidemiologia, Etiologia e Patogénese da Doença

Vários estudos epidemiológicos confirmaram que a EM muda ao longo do tempo e não tem uma distribuição geográfica homogénea (Pryse-Phillips & Sloka, 2006; Rosati, 2001). A EM tem várias características de uma doença etiologicamente complexa, incluindo heterogeneidade, penetrância incompleta, alterações temporais, herança poligénica, factores de risco ambientais e predisposição genética (Figura 2-1). A variação destas tendências temporais e espaciais sugere que esta doença complexa tem factores genéticos e ambientais que contribuem para a sua patogénese (Pryse-Philips & Sloka, 2006). A idade, o sexo, a geografia, a genética e a etnia parecem ser factores envolvidos na suscetibilidade de desenvolver EM. A maioria dos indivíduos diagnosticados com EM tem entre 20 e 50 anos, embora o diagnóstico tenha sido feito em crianças pequenas, adolescentes e adultos mais velhos (Ness et al, 2007; Tremlett & Devonshire, 2006).

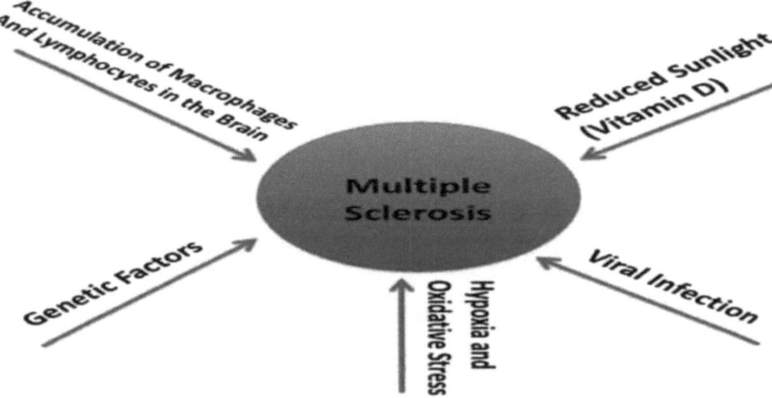

Figura 2-1. Os factores que podem contribuir para o desenvolvimento e a progressão da esclerose múltipla (Mao&Reddy, 2010).

Na população em geral, o risco de desenvolver EM é de aproximadamente 0,1% (National Multiple Sclerosis Society, 2008). Em estudos familiares, a taxa de concordância para a EM entre gémeos monozigóticos é de aproximadamente 30-40%, enquanto a incidência para gémeos fraternos e irmãos não gémeos se situa entre 3-5% (Ebers et al, 1995; Sadovnick et al, 1996). Por conseguinte, confirma-se que a genética desempenha um papel significativo na predisposição de um indivíduo para a

EM. Numerosos estudos relataram uma correlação entre a latitude e a prevalência da EM. A prevalência da EM varia entre 193/100000 na Ilha e 1 a 4 por /100000 no Japão (Rosati et al, 2001). As provas que sustentam o papel de um agente infecioso/viral na causa da EM continuam a ser controversas (Prat & Antel, 2005). Tal como ilustrado, a etiologia e a patogénese exactas da EM permanecem desconhecidas (Compston & Coles, 2008; Bjartmar & Trapp, 2003).

Mecanismos patológicos envolvidos na esclerose múltipla

As células T e os macrófagos são activados e migram para a área da lesão. Os mecanismos patológicos importantes envolvidos na EM incluem a inflamação imunomediada (Owens, 2003), o stress oxidativo (Evans, 1993; Knight, 1997; Smith et al, 1999) e a excitotoxicidade (Matute et al, 2001). Todos estes mecanismos podem contribuir para a lesão dos oligodendrócitos e dos neurónios e mesmo para a morte celular, promovendo assim a progressão da doença. Recentemente, a lesão axonal foi identificada como uma caraterística precoce da EM (Kornek & Lassmann, 2003). As células e os mediadores inflamatórios induzem a perda axonal, bem como a desmielinização. Em contrapartida, a inflamação pode melhorar a patologia da EM (Kieseier & Hartung, 2003) (Figura 2-2). Durante o processo inflamatório, as citocinas estão envolvidas em muitas das principais características patológicas da EM, incluindo a morte dos oligodendrócitos, a degeneração axonal e a disfunção neuronal (Imitola et al, 2005; Lucchinetti et al, 2000; Bjartmar & Trapp, 2003).

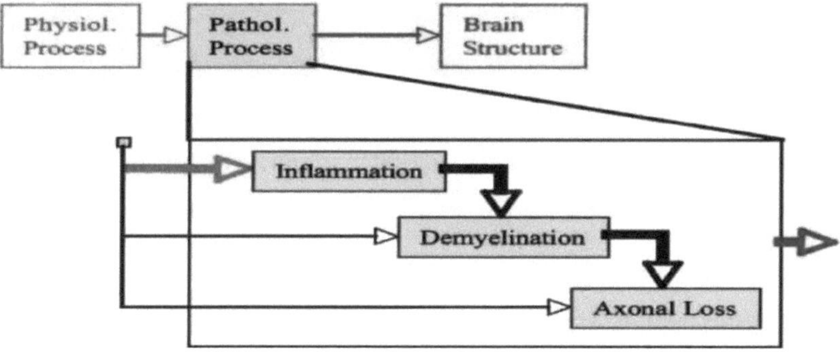

O próprio processo patológico pode subdividir-se, por exemplo, em componentes de inflamação, desmielinização e perda axonal (Guttmann et al, 2006).

Foram documentados perfis alterados de citocinas no tecido do SNC (Brosnan et al, 1995) e em PBMCs derivadas de doentes com EM (Imitola et al, 2005). Muitas das citocinas alteradas na EM incluem o ***IFN-γ*** (Balashov et al, 2000), o TNF-α (Canella & Raine, 1995), a IL-8 (Nicoletti et al; 2001), a IL-6 (Schonrok et al; 2000), a IL-4 (Canella & Raine, 1995), a IL-10 (Rieckmann et al, 1994) e a IL-17 (Miossec et al, 2009). Na maioria dos casos, várias citocinas Th1 aumentam na EM, enquanto as citocinas Th2 diminuem. Várias citocinas Th2 estão implicadas na sobrevivência dos neurónios e dos oligodendrócitos, o que pode explicar por que razão as terapias que promovem uma mudança de citocinas Th1 para Th2 são benéficas na EM (Imitola et al, 2005).

Parece que o IFN-β 1b tem um efeito desregulador nas citocinas Th1 e Th2, enquanto o IFN-β 1a provoca uma mudança de uma resposta Th1 pró-inflamatória primária para uma resposta Th2 anti-inflamatória. O IFN- e1a aumenta a produção de citocinas anti-inflamatórias IL-4 e IL-10 e o IFN-β 1b diminui a produção da citocina pró-inflamatória ***IFN-γ*** (Sasa Sega et al, 2004). Em resumo, o perfil de citocinas na EM não só forneceu conhecimentos sobre a patogénese da doença, como também levou ao desenvolvimento de alvos terapêuticos potencialmente novos e à validação dos mecanismos das terapêuticas aprovadas (Imitola et al, 2005).

2-1-2 Sintomas, características clínicas e diagnóstico

Os sintomas desta doença envolvem perturbações da visão, dos sistemas motor e sensorial, da coordenação e do equilíbrio, do intestino/bexiga/sexo e da cognição. As dificuldades de visão podem incluir visão dupla, visão turva e cegueira num ou em ambos os olhos, dor ocular e movimentos oculares bruscos. Os problemas motores incluem paralisia parcial ou total, fraqueza muscular, rigidez, discurso arrastado e contracções musculares ou tremores (Zuvich et al, 2009).

Alguns indivíduos experimentam desconforto sensorial, como dormência (especialmente nas extremidades), perda de consciência, dor facial, choques eléctricos, sensibilidade ao calor e um aperto à volta do estômago (que tem sido denominado "o abraço da EM") (Zuvich et al, 2009). Ataxia, náuseas, vertigens, gaguez e perda da capacidade de produzir movimentos rápidos e alternados são sintomas de perturbação da coordenação e do equilíbrio. Os problemas do intestino/bexiga incluem urgência, incontinência, retenção e impotência sexual. As dificuldades cognitivas incluem depressão, perda de memória a curto ou longo prazo, demência, alterações de humor e ansiedade. Outros sintomas incluem fadiga, perturbações do sono e ataques epilépticos (Zuvich et al, 2009). A progressão clínica da EM varia muito em cada indivíduo e é aleatória e imprevisível. Os subtipos de EM são os seguintes (Figura 2-3):

1. **Forma benigna**, com poucos ataques e sem incapacidade (Gaspari et al, 2002) 2. A EM **recorrente-remitente** (EMRR) é o tipo mais comum de EM, que ocorre em mais de 55% dos casos. Clinicamente, caracteriza-se por recaídas ou ataques seguidos de uma recuperação parcial ou total dos sintomas. Biologicamente, caracteriza-se por áreas focais de inflamação e desmielinização, que se resolvem com o tempo, levando à recuperação. Assim, os danos causados pela inflamação são, pelo menos parcialmente, reversíveis (Zuvich et al, 2009). A EMRR tem uma predominância feminina, afectando duas vezes mais mulheres do que homens (Noseworthy et al, 2000).

3. **A EM secundária progressiva** (EMSP) é o segundo tipo mais comum de EM, representando cerca de 30% dos casos. A EMSP é caracterizada pelas recaídas iniciais da EMRR, que ao longo da doença são substituídas por incapacidade progressiva (Zuvich et al, 2009).

4. A EM **progressiva primária** (EMPP) é a forma predominante de EM nos homens (Noseworthy et al, 2000), que ocorre em cerca de 10% dos casos de EM. A EMPP caracteriza-se por uma incapacidade progressiva sem fases de remissão (Zuvich et al, 2009).

5. **A EM recorrente progressiva** (EMPR) ocorre em cerca de 5% dos casos. A EMRP é caracterizada por incapacidade progressiva desde o início dos sintomas, semelhante à EMSP, mas envolve ataques agudos ou recaídas (Zuvich et al, 2009).

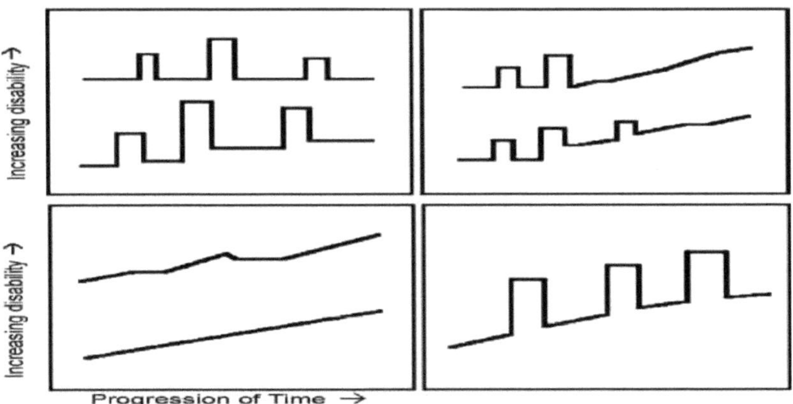

Figura 2-3. Tipos de EM (da esquerda para a direita; de cima para baixo): recidivante-remitente, secundária progressiva, primária progressiva e progressiva recidivante.

Os critérios de diagnóstico incluíram a história clínica, a ressonância magnética (RM) e as anomalias do líquido cefalorraquidiano (LCR) (Ploman & Reingold, 2005).

2-1-3 Tratamento atual e terapias emergentes

Aos doentes que sofrem de disfunção é frequentemente administrado um tratamento com corticosteróides em doses elevadas como terapia de primeira linha. Os corticosteróides diminuem a resposta inflamatória, inibindo a síntese de moléculas pró-inflamatórias e estabilizando a BHE, impedindo assim o extravasamento de células inflamatórias para o SNC (Sloka & Stefanelli, 2005).

No entanto, estas terapias eram frequentemente acompanhadas de complicações graves e de múltiplos efeitos secundários adversos (Sibely & Belocka, 1991). Atualmente, existem duas formas de IFN-β aprovadas para a EM: IFN-βíα (Avonex & Rebif) e IFN-β 1b (betaseron).

Copaxone ou acetato de glatirâmero (GA) é outra terapia aprovada pela FDA para o tratamento da EMRR. As células T reactivas ao GA segregam citocinas Th2, como IL-4, IL-5, IL-6 e IL-10, mas não produzem *IFN-γ* e TNF-α (Arnon & Aharoni, 2004). Não há acesso a AG no Irão, à semelhança do IFN-β; a AG não é eficaz nas formas progressivas de EM (Wolinsky & Narayana, 2007). Estes medicamentos têm uma variedade de mecanismos de ação diferentes. Todos eles parecem possuir funções imunomoduladoras e anti-inflamatórias através da inibição, sequestro ou depleção de linfócitos (Cohen & Rieckmann, 2007).

Uma das principais desvantagens de todos os medicamentos utilizados no tratamento da EM é a sua dependência da administração por injeção. A fobia às agulhas e a irritação do local podem levar a uma fraca adesão ao tratamento, atenuando assim os benefícios clínicos óptimos. No tratamento de doenças crónicas, vários outros factores podem também contribuir para a não adesão ao tratamento: a incomplexidade da administração, os efeitos adversos, os custos e a depressão (Cohen & Rieckmann, 2007). Numa série de doenças, incluindo a EM, a prevenção deve ser colocada na primeira linha de atenção. Prevê-se também que os medicamentos orais promovam a adesão dos doentes ao tratamento, melhorando assim a eficácia e o potencial reforço do tratamento.

2-1-4 Escala Expandida do Estado de Incapacidade de Kurtzke (EDSS)

Uma das primeiras medidas do estado neurológico dos doentes com EM é o EDSS, originalmente desenvolvido em 1955 por Kurtzke, que apresenta 10 graus de comprometimento clínico devido à EM, começando em 1 (0 significa saúde normal) e terminando em 10 (morte devido à EM). Embora o EDSS tenha várias limitações no que se refere ao seu poder de expressão (verificou-se que não detecta pequenas alterações na gravidade da doença), foi utilizado durante cerca de 20 anos até Kurtzke apresentar o EDSS, que é o padrão atual. A EDSS foi alargada para 20 passos, acrescentando meios passos entre os passos 1 e 10. Em ambas as escalas, o tipo e a gravidade da perturbação neurológica são definidos por um grau de envolvimento. Os oito sistemas funcionais (SF) são: piramidal (movimento voluntário); cerebelar (coordenação do movimento ou do equilíbrio); tronco cerebral (envolvimento dos nervos cranianos); sensorial (refere-se às partes abaixo da cabeça); intestino e bexiga (retenção ou incontinência); visual (comprometimento da visão no pior olho); cerebral (memória, concentração, humor); outros sistemas funcionais (incluindo fadiga). O FS representa oito áreas do SNC e indica o grau de comprometimento em cada área, variando entre o normal, que é zero, e o comprometimento máximo, que pode ser cinco ou seis. Estas pontuações do sistema funcional, mais as indicações de mobilidade e restrições na vida quotidiana, são utilizadas para definir os 20 passos do EDSS, que são apresentados no (Anexo A). Os primeiros degraus da escala (de 0 a 3,5) medem o grau de comprometimento do sistema funcional, enquanto os outros degraus medem a incapacidade, em termos de graus de mobilidade, como a distância de caminhada (Gaspari et al, 2002).

2 -2 Os ácidos gordos da dieta na etiologia da esclerose múltipla

A gordura alimentar está implicada na etiologia da EM desde o início da década de 1950 (Swank et al, 1952). No SNC, uma camada membranar de várias camadas, conhecida como bainha de mielina, envolve os axónios e é necessária para uma condução óptima dos sinais salinos. A bainha desenvolve-se a partir de processos membranares que se estendem a partir da membrana plasmática dos oligodendrócitos e apresenta uma composição lipídica e proteica única, sendo a bainha altamente enriquecida em lípidos (Baron & Hoekstra, 2010).

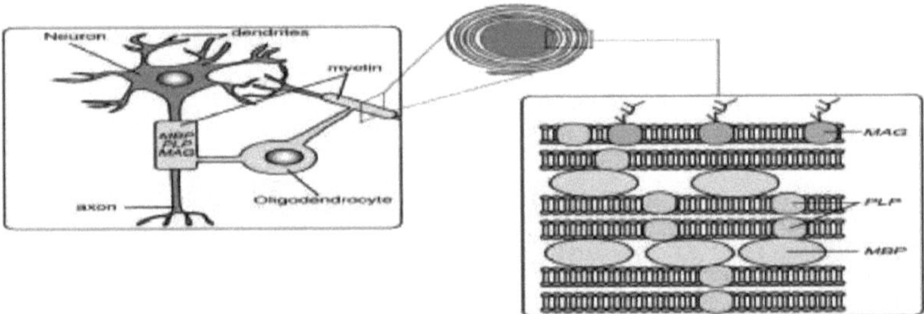

Figura 2-4. A estrutura da mielina no sistema nervoso central, uma camada de membrana multicamada conhecida como bainha de mielina envolve os axónios.

Os lípidos são componentes importantes da estrutura cerebral (Morell & Quarles, 1999).

Tabela 2-1: Componente de Membranas Específicas

Componente	**Mielina**	**Eritrócitos**	**Mitocôndrias**
	(Uma membrana com pouca atividade)	(Uma membrana com várias actividades	(Membrana interna com uma grande variedade de

		enzimáticas)	actividades enzimáticas)
Lípidos:Proteínas (rácio de massa)	**3:1**	**1:2**	**1:3**
Fosfolípidos (% do lípido total)	**43**	**61**	**90**

O componente lipídico tem uma taxa de renovação relativamente elevada, em contraste com o componente proteico que é especialmente estável (Yehuda, 2003; Yehuda et al, 2000).

Quadro 2-2: Estrutura dos fosfolípidos da mielina

Estrutura dos fosfolípidos da mielina	%	VOLTAR
Fosfolípidos totais	**43%**	
Lecitina	**11.2%**	**2-4 meses**
Esfingomielina	**7.9**	**1 ano**
Fosfatidilserina (PS)	**4.8%**	**2-4 meses**
Fosfatidilinositol (PI)	**0.6%**	**5 semanas**
Fosfatidiletanolamina		**1 ano**

Existem várias observações clínicas que sugerem que as anomalias da síntese de AGPI podem estar envolvidas na EM. Verificou-se que um risco acrescido de esclerose múltipla está associado à ingestão de alimentos ricos em energia e de origem animal (Ghadirian et al, 1998). Estudos epidemiológicos demonstraram uma relação entre a mortalidade por EM e a gordura alimentar (Esparza et al, 1995). Os ácidos gordos saturados (AGS), a gordura animal e a gordura animal sem gordura de peixe estão correlacionados positivamente com a mortalidade por EM (van Meeteren et al, 2005). O aumento dos AGS da lisolecitina foi demonstrado. Foi relatado um aumento definitivo (77%) dos níveis plasmáticos de lisolecitina em doentes afectados por EM nas suas fases activas, em comparação com indivíduos normais (Andreoli & Cazzullo, 1969).

A análise dos valores entre indivíduos normais e doentes com EM dos rácios

SFAs/USFAs mostrou um aumento significativo (P<0,01) nos doentes com EM. Para além disso, o aumento da concentração de lisolecitina e dos seus SFAs pode explicar as conhecidas alterações no comportamento das plaquetas nos doentes com EM (Shore & Alpers, 1963; Caspary et al, 1965; Wright et al, 1965). O córtex frontal humano é composto por uma proporção de SFAs (~36% do total de FAs do cérebro), MUFAs, predominantemente o ácido ω9-Θίβίο (~20% do total de FAs do cérebro), e PUFAs compreendem ~28% da composição total de FAs do cérebro (McNamara &Carlson, 2006).

Quadro 2-3: Vias metabólicas dos ácidos gordos poli-insaturados

RESUMO VIA DOS ÓMEGA 9	RESUMO DO ÓMEGA 3 CAMINHO:	RESUMO DO ÓMEGA 6 CAMINHO:
18:0 Ácido esteárico **D9Desaturase** **Ácido oleico 18:1 n-9** **D6Desaturase** **18:2 n-9** **Elongase** **20:2 n-9** **D5Desaturase** **20:3 n-9** **ácido eicosatrienóico**	**Ácido Linolénico/Ómega 3 (LNA)** **D6 Desaturase (D6D)** DJvitB6 ,Zn,Mg **Ácido estearidónico** **Elongase** **Ácido eicosatetraenóico** **D5Desaturase (D5D)** VVitC ,B3,Zn **Ácido eicosapentanoico (EPA)** O A lipoxigenase converte o EPA em: Anti-inflamatórios: Leucotrienos **Elongase** (COX 1) converte **EPA** em: Anti-inflamatório PG Série 3 **Ácido docosapentaenóico** **D4Desaturase** **Ácido docosahexaenóico (DHA)**	**Ácido Linoleico/Ómega 6 (LA)** ? D **D6 Desaturase (D6D)** **Ácido gama-linolénico (GLA)** DJ? **Elongase** **Dihomo-gama-linolénico** **Ácido (DGLA)**[1]--------- > Anti-inflamatório: PG Série I **D5Desaturase (D5D)** **Ácido Araquidónico (AA)** (COX 2) converte **AA** em: Pro-inflam Série PG Ilhemistry

(Tabela 2-3) mostra que, através de um processo de dessaturação, o ácido linoleico (LA) se converte em ácido gama-linolénico (GLA), dihomo-gama-linolénico

(DGLA) e AA, enquanto o ácido α-linoleico (ALA) se converte em ácido eicosapentanóico (EPA) e ácido docosahexaenóico (DHA). Na depressão, os níveis de PUFAs ω3 e ω6 são baixos, tanto no plasma como nos glóbulos vermelhos. A depleção de ω3 é consistentemente maior do que a depleção de ω6, levando a elevações dos rácios ω6/ω3, AA/EPA e AA/DHA. Essas anormalidades estão associadas a elevações substanciais da formação de PGE2 (Horrobin & Bennett, 1999). O rácio ideal entre os ácidos gordos ω6 e ω3 deve ser de 1:2,3; este rácio deve ser alcançado porque estes dois grupos de AGE desempenham funções distintas e complementares (Roncone et al, 2010). Por este motivo, foi sugerido que os AGE ω3 e ω6 sejam administrados em conjunto (Aragona et al, 2005).

2-2-1 Papel da Delta-6-Desaturase na via biossintética dos AGPI

A Delta-6-Desaturase (FADS2) é o passo limitador da taxa na via biossintética dos AGPI. A deleção de FADS2 pode impedir a conversão de ALA em PUFAs de cadeia muito longa (Baylin et al, 2007). Existem provas de que a atividade da D6D é muito baixa ou inexistente. Os níveis de LA e ALA eram muito elevados, o que sugere um bloqueio da dessaturação ao nível da D6D. Para corroborar este ponto de vista, os metabolitos como o GLA eram tão baixos que se registavam zero. Mostraram a mesma evidência de inatividade da D6D e também de deficiência de EPA. Os níveis de EPA flutuaram radicalmente entre os ensaios pré-GLA e pós-GLA (Bates et al, 1988).

Nos mamíferos, a conversão do LA em GLA é lenta, especialmente durante o stress, o envelhecimento ou as doenças (hipertensão, diabetes, *etc.*). Se a conversão de LA em GLA pela enzima D6D for perturbada, a toma de um suplemento alimentar com GLA pode ajudar a melhorar a situação (Horrobin, 1990&1992). Além disso, o consumo excessivo de metabolitos de GLA: taxas elevadas de divisão celular, reacções inflamatórias e antivirais e traumatismos (Horrobin, 1992). É por isso que os principais défices são os de GLA, DGLA e PGE1.

2-2-2 Metabolismo do GLA e papel das actividades anti-inflamatórias

O GLA (ácido cis-6, cis-9, cis-12-octadecatrienóico) é um *ω6* FA que, nas últimas quatro décadas, estudos em humanos e animais confirmaram as suas propriedades anti-inflamatórias. Os óleos de onagra (Oenothera biennis L; 8-12% GLA), de sementes de cânhamo (Cannabis sativa L; 6-8% GLA) são utilizados no tratamento de doenças inflamatórias (Hassam et al, 1977a; 1977b). O GLA actua de várias formas para exercer os seus efeitos, incluindo a modulação de eicosanóides (PGs, LTs) e citocinas, e através da regulação de genes que afectam a apoptose e o crescimento celular. O GLA é um AGE funcional porque pode corrigir os sintomas de deficiência de AGE (Hassam et al, 1977a; 1977b). É produzido endogenamente em humanos e animais como o primeiro produto do metabolismo do LA, um AGE da série ω6. Esta reação é catalisada pela enzima D6D, que é o passo mais lento e limitador da taxa na via metabólica para o GLA. Uma vez sintetizado, o GLA é rapidamente alongado para DGLA pela enzima elongase e o DGLA é acetilado e incorporado nos fosfolípidos da membrana celular. Uma pequena quantidade pode ser convertida em AA. O DGLA compete com o AA pelas enzimas COX e LOX, e os metabolitos do DGLA e do AA que são produzidos por estes dois tipos de enzimas, os PGs e os LTs, respetivamente, têm acções que se opõem umas às outras. O resultado de todos estes factores é a diminuição da síntese endógena de GLA, com um défice funcional de DGLA que conduz a um desequilíbrio na produção de PG/LT, em que as PG inflamatórias derivadas do AA são produzidas em excesso. Nestas circunstâncias, a toma de suplementos de GLA restabelece o equilíbrio do sistema de citocinas inflamatórias. Tal como a PGE3, a PGE1 é um anti-inflamatório que inibe o TNF-α, a IL-Iβ e a IL-6 (Calder&Zurier, 2001).

O DGLA também demonstrou reduzir os eicosanóides pró-inflamatórios, como os LTs: B4 e C4 que são formados por AA (Pinna et al, 2007). Após um estímulo inflamatório, a enzima PLA2 liberta DGLA das membranas celulares e este DGLA libertado compete com o AA no metabolismo pelas enzimas COX e LOX. O metabolismo do DGLA pelas enzimas COX produz um efeito anti-inflamatório (Horrobin, 1988).

Além de exercer um efeito anti-inflamatório ao inibir as vias da COX e da LOX que geram mediadores da inflamação, o GLA também contraria a inflamação ao afetar as vias de síntese de citocinas (Santoli & Zurier, 1989).

2-2-3 Metabolismo da SDA e papel das actividades anti-inflamatórias

A D6D é a etapa que limita a taxa de conversão do ALA em EPA e que o ácido estearidónico (SDA ou STA) tem uma vantagem bioquímica sobre o ALA na elevação dos níveis de PUFA ω3 de cadeia longa nos tecidos (Horia & Watkins, 2005). Uma razão para o impacto limitado do ALA pode ser o facto de a sua conversão nos derivados activos de cadeia longa EPA e DHA ser limitada nos seres humanos (Burdge et al, 2002; Burdge & Wootton, 2002).

Tal pode dever-se à baixa atividade da D6D (Huang et al., 1991; Yamazaki et al., 1992) e/ou ao efeito inibidor de uma ingestão elevada de AL na conversão do ALA. A falta de eficácia da conversão do ALA pode estar relacionada com uma atividade deficiente da D6D. O SDA foi quase duas vezes mais eficaz do que o ALA no aumento da concentração celular de EPA, e o SDA pode ser uma alternativa potencial ao EPA (e talvez ao DHA) para pessoas que não consomem peixe ou outras fontes de ω3 LC-PUFAs (Horia & Watkins, 2005). O óleo de semente de cânhamo contém uma quantidade significativa de GLA (%7) e SDA (%2,5). O consumo de GLA (2 g/dia) na ausência de SDA ou EPA aumentou o conteúdo de DGLA em PBMC. A combinação de SDA com GLA aumentou a proporção de EPA em PBMC, sem um aumento do teor de AA (Michael et al, 2003).

A SDA foi mais potente do que o ALA na supressão da transcrição do gene COX-2, o que pode ser indicativo de uma ação única imposta pela SDA ao nível do gene (Horia & Watkins, 2005). Os efeitos imunológicos da SDA são em grande parte desconhecidos, embora um estudo de alimentação animal tenha mostrado que a SDA dietética pode diminuir a produção de TNF-α como a mesma quantidade de ALA ou EPA dietéticos (Ishihara et al, 2002).

2-2-4 Ácidos gordos essenciais, a barreira hemato-encefálica e o cérebro

Os AGE determinam a fluidez da membrana neuronal e controlam as funções fisiológicas do cérebro. Os AGE estão também envolvidos na síntese e nas funções dos neurotransmissores cerebrais e nas moléculas do sistema imunitário. Uma vez que devem ser fornecidos através da alimentação, uma diminuição da biodisponibilidade é suscetível de induzir perturbações importantes. Embora o cérebro necessite de um fornecimento contínuo durante toda a vida, existem dois períodos particularmente sensíveis: a infância e o envelhecimento. A deficiência de ácidos gordos essenciais durante a infância atrasa o desenvolvimento do cérebro e, no envelhecimento, acelera a deterioração das funções cerebrais. Ao discutir o papel dos AGE, há duas questões que devem ser consideradas: a barreira hemato-encefálica (BHE), que determina a biodisponibilidade, e o processo de mielinização, que determina a eficiência das funções cerebrais e retinianas (Yehuda et al, 2005).

No entanto, o nosso conhecimento das alterações funcionais é bastante limitado no que diz respeito à capacidade do cérebro imaturo do bebé para converter os ácidos gordos LA e ALA que são ingeridos através da dieta em ácidos gordos de cadeia mais longa. No entanto, a maioria dos estudos concorda que mesmo o cérebro do bebé tem essa capacidade (Yehuda, 2003). O cérebro não consegue distinguir entre os AG de cadeia mais longa que foram sintetizados no cérebro e os mesmos AG que foram obtidos através da dieta e atravessaram a BHE (Yehuda et al, 2005).

2-2-5 **Mielina e fluidez da membrana celular (CMF)**

O CMF é um parâmetro que descreve a liberdade de movimento dos constituintes proteicos e lipídicos no interior da membrana celular. A CMF parece influenciar vários processos celulares, incluindo a atividade de enzimas associadas à membrana (Dobretsov et al, 1977; Schroeder et al, 1976). O CMF pode também estar implicado nas alterações associadas ao processo de envelhecimento. A redução da atividade da D6D associada à idade diminuirá a síntese de PGE1 (Horrobin, 1981), o que se espera que aumente o CMF (Kury et al, 1974). A atividade das enzimas associadas às membranas aumenta mais nas membranas fluidas (Dobretsov et al, 1977). Entre os componentes significativos das membranas celulares encontram-se os fosfolípidos que contêm AG. Um fosfolípido produzido a partir de um SFA tem uma estrutura diferente e é menos fluido do que um que incorpora um EFA. Os ácidos LA e ALA têm um efeito sobre o CMF neuronal. São capazes de diminuir o nível de colesterol na membrana neuronal, o que diminuiria a fluidez da membrana, o que, por sua vez, dificultaria a realização das funções normais da célula e aumentaria a suscetibilidade da célula a lesões e à morte (Yehuda et al, 2005). Níveis mais elevados de AGS na membrana estão associados a um aumento do CMF (Rottem et al, 1973).

Os AGE são importantes na fase ativa da síntese da mielina. Se os AGE não estiverem disponíveis nesta fase ou forem metabolicamente bloqueados, pode ocorrer amielinização, dismielinização ou desmielinização (Auestad, 2000; Salvati et al, 2000). Se ocorrer uma deficiência de AGE durante o período pós-natal, verificar-se-á um atraso importante no processo de mielinização, acompanhado de anomalias de aprendizagem, motoras, visuais e auditivas (Stockard et al, 2000). A taxa de renovação dos lípidos da mielina depende da idade, sendo muito lenta durante o envelhecimento, e a taxa de reparação das secções danificadas da mielina é correspondentemente mais lenta (Ando et al, 2000). As dietas deficientes em ácidos gordos essenciais estão associadas a doenças influenciadas pelo CMF; a deficiência em ácidos gordos essenciais tem sido associada à esclerose múltipla (Rivers&Frankel, 1981).

2-2-6 **PUFAs Turnover nas membranas do SNC Fosfolípidos (ciclo Desacilação-Reacilação)**

Os lípidos bioactivos são gerados por hidrólise dos lípidos das membranas, principalmente por fosfolipases, dando origem a AG e a lisolípidos que exercem diretamente a sua função ou são posteriormente convertidos em mediadores activos, regulando assim muitas respostas celulares fundamentais (Huwiler & feilschifter, 2009). Os fosfolípidos das membranas do SNC são enriquecidos em PUFAs (Sun et al, 2004). A PLA2 pode libertar AA, DGLA e EPA da posição sn-2 dos fosfolípidos membranares, mas com consequências muito diferentes: O DGLA e o AA, bem como o EPA, podem ser transformados em PGs e TOXs das classes 1, 2 e 3, respetivamente. A classe 2 é altamente pró-inflamatória, a classe 1 tem propriedades intermédias, enquanto a classe 3 é anti-inflamatória (Haag, 2003). A PLA2 pertence a uma família de enzimas que catalisam a clivagem de ácidos gordos da posição *sn-2* dos fosfolípidos, parecendo preferir a hidrólise de AA da fosfatidilcolina (Sun et al, 2004).

As enzimas PLA2 são amplamente expressas em muitos tipos de células de mamíferos, não só desempenham um papel na manutenção dos fosfolípidos da membrana celular, mas também estão ativamente envolvidas na produção de AA, o precursor dos prostanóides pró-inflamatórios (Moses et al, 2006). A toxicidade do AA foi associada a um aumento da peroxidação lipídica e a danos mitocondriais (Caro & Cederbaum, 2007). O AA libertado é convertido em PGE2, possivelmente pela COX-2, que é induzida por estímulos inflamatórios (Balboa et al, 2002). A revisão da literatura mostrou as consequências neurobiológicas e neuropatológicas do metabolismo do AA através da via da COX-2 e o potencial benefício terapêutico da inibição da COX-2 no contexto da doença neurológica. As PLA2s têm um papel importante na morte celular que ocorre por necrose ou apoptose.

A atividade da PLA2 aumenta, produzindo uma hidrólise acelerada dos fosfolípidos da membrana e, por sua vez, um aumento da permeabilidade da membrana plasmática e da lise celular (Caro & Cederbaum, 2006). A estratégia para o controlo da produção de mediadores lipídicos inflamatórios consiste em proteger a membrana celular da sPLA2 e incorporar na membrana celular, interferindo com a ação da sPLA2 na membrana celular (Yedgar et al, 2006). Para avaliar o acoplamento PLA2-COX que leva à geração de PGE2, as sPLA2 foram induzidas após estimulação com citocinas, com o ***IFN-γ a*** exibir um efeito mais potente do que a IL-Iβ ou o TNF-α (Masuda et al, 2005).

2-2-7 Espécies Reactivas de Oxigénio que atingem a PLA2

As espécies reactivas de oxigénio (ROS) e as espécies reactivas de azoto (RNS) desempenham um papel importante na patogénese da EM. As ERO são produzidas principalmente pelas mitocôndrias como um subproduto do metabolismo celular normal durante a conversão do oxigénio molecular (Le'wen et al, 2000). Os ERO estão implicados como mediadores da desmielinização e dos danos axonais na EM (Lin et al, 1993; Cross et al, 1997; van der Goes et al, 1998). Os ERO podem danificar os lípidos, as proteínas e os ácidos nucleicos das células, resultando numa perturbação da função mitocondrial, que pode induzir a morte celular (Bolanos et al, 1997; Merrill & Scolding, 1999).

Os ERO podem também danificar a bainha de mielina, promovendo o seu ataque pelos macrófagos (van der Goes et al, 1998). Além disso, o stress oxidativo está envolvido na cascata de acontecimentos que conduzem à morte das células neuronais (Emerit et al, 2004). O stress oxidativo é definido como o desequilíbrio entre os processos bioquímicos que conduzem à produção de ROS e os responsáveis pela sua remoção, a chamada cascata antioxidante celular. Muitas linhas de evidência sugerem que o stress oxidativo resultante da produção de ROS e da inflamação desempenha um papel fundamental no declínio cognitivo associado à idade e na perda neuronal em doenças neurodegenerativas (Coyle & Puttfarcken, 1993).

O elevado consumo de oxigénio do cérebro pode gerar ROS e danos, que aumentam com a idade, no ADN mitocondrial do cérebro, enquanto as membranas neuronais são ricas em PUFA-fosfolípidos (Paradies et al, 1994). O cérebro possui defesas antioxidantes modestas para manter o stress oxidativo tão baixo quanto possível, fiável com as funções fisiológicas (Mazza et al, 2007).

Atualmente, numerosos estudos indicam que os próprios ERO podem aumentar/induzir a expressão celular da COX-2 (Feng et al, 1995; Ryter & Tyrrell, 1998; Nakamura & Sakamoto, 2001; Li et al, 2002; Rockwell et al, 2004). Os sequestradores de radicais livres em numerosos tipos de células, incluindo os neurónios, podem impedir a expressão da COX-2 induzida pelo stress oxidativo (Feng et al, 1995; Adderley & Fitzgerald, 1999; Li et al, 2002). Vários estudos demonstram que a excitotoxicidade e o stress oxidante são indutores específicos e importantes da expressão do gene COX-2. Por último, a formação de ROS é importante para a ativação da PLA2 celular (Goldman et al, 1997).

(Druzhyna et al., 2005; Cross et al., 1997) mostraram que as citocinas pró-inflamatórias TNF-α e IFN-γ estimulam os oligodendrócitos, os macrófagos e a microglia a expressarem a óxido nítrico sintase induzível (iNOS) que produz NO. Estas descobertas apoiam o papel das ROS na sinalização celular mediada por fosfolipases (Thannickal & Fanburg, 2000). Assim, é razoável colocar a hipótese de que o aumento do stress oxidativo pode ser um dos mecanismos responsáveis pela redução dos AGPI de membrana. Há cada vez mais provas de que a produção de citocinas pró-inflamatórias, como a IL-1, a IL-6 e o IFN-γ, pode ser afetada pelo stress psicológico (Glaser et al, 1990). (Maes et al, 1998a,1998b) mostraram que a produção in vitro de citocinas pró-inflamatórias (IL-6, TNF-α e IFN-γ) e IL-10 aumentava significativamente com o stress. O estado antioxidante é definido como o equilíbrio entre antioxidantes e pró-oxidantes nos organismos vivos (Papas et al, 1996). O cérebro, que é rico em PUFAs, é particularmente vulnerável a danos mediados por radicais livres (Goldman et al, 1992). O cérebro é enriquecido em ácidos gordos mais facilmente peroxidáveis e não é particularmente enriquecido em defesas antioxidantes (Mazza et al, 2007). Os ensaios clínicos de várias doenças neurodegenerativas têm-se orientado cada vez mais para a avaliação da eficácia de vários antioxidantes, por exemplo: flavonóides verdes do chá: catequinas (Mandel et al, 2005). No entanto, a natureza regenerativa limitada do SNC e o facto de o diagnóstico muitas vezes só ocorrer numa fase tardia da progressão da doença sugerem que o antioxidante ideal deve ser um profilático administrado, continuamente, antes do envelhecimento (Mazza et al, 2007).

Atualmente, não é claro se a deficiência de antioxidantes na EM é constitutiva ou se se deve ao consumo excessivo de antioxidantes para fazer face ao stress oxidativo. As deficiências de antioxidantes podem desenvolver-se durante o curso da EM devido à inflamação crónica que é acompanhada por um aumento do stress oxidativo. Os níveis dos antioxidantes α-tocoferol, β-caroteno, retinol e ácido ascórbico estavam diminuídos no soro de doentes com EM durante um ataque (Besler et al, 2002). Isto também foi ilustrado pelo aumento da carga oxidativa, reflectida pela peroxidação lipídica. Outro estudo mostrou que a oxidação das lipoproteínas é um sinal importante de stress oxidativo durante o curso da EM (Besler & Comoglu, 2003).

Os níveis de vitamina E no LCR não foram significativamente diferentes entre os doentes com EM durante as exacerbações em comparação com os controlos, enquanto os níveis séricos de vitamina E eram efetivamente mais baixos nos doentes com EM (Jimenez et al, 1998). Nas placas de EM, os níveis de glutatião (GSH) e de vitamina E estavam significativamente diminuídos em comparação com a substância branca adjacente e distante (Langemann et al, 1992). Por conseguinte, a terapia antioxidante pode ser benéfica para repor estas deficiências e apoiar a capacidade de defesa antioxidante dos doentes com EM (van Meeteren, 2005).

2-2-8 Localização subcelular da PLA2

O organelo intracelular desempenha um papel central no metabolismo energético e na homeostasia da célula. As mitocôndrias são centros subcelulares dos metabolismos energéticos e reguladores-chave da sobrevivência e morte celular. Através destas funções, as mitocôndrias estão envolvidas no desenvolvimento de lesões e definem o destino das células imunitárias efectoras no SNC (Kalman et al, 2007).

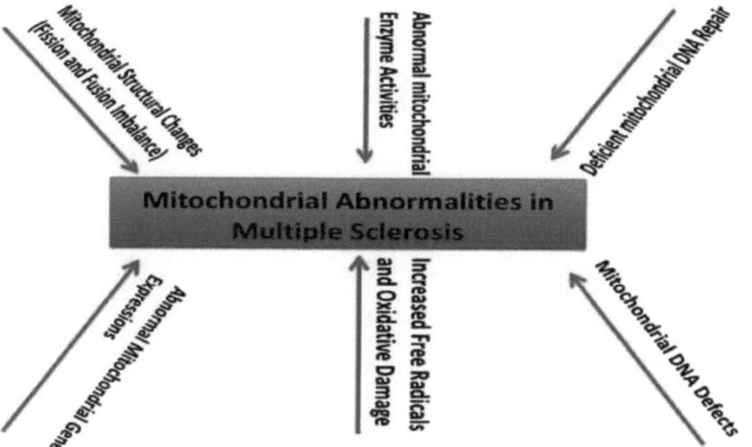

Figura 2-5. Anomalias mitocondriais em doentes com EM (Mao & Reddy, 2010).

A gravidade das alterações mitocondriais secundárias à inflamação está correlacionada com a gravidade da neurodegeneração e com a evolução clínica da doença (Figura 2-5). Uma deficiência mitocondrial adquirida pode causar oligodendropatia e desmielinização (Kalman et al, 2007). Além disso, a mitocôndria é um organelo citoplasmático rodeado por uma membrana dupla (DiMauro & Hirano, 2005). As provas sugerem uma ligação entre inflamação ' desmielinização e neurodegeneração através de uma disfunção mitocondrial adquirida. O comprometimento do metabolismo energético mitocondrial induzido pela inflamação pode contribuir tanto para as formas agudas de apoptose como para a degeneração tecidular retardada induzida pela inflamação na EM (Kalman et al, 2007). Por outro lado, a localização subcelular da cPLA2Y também difere da das outras cPLA2s. Os relatórios não são inteiramente consistentes, mas A CPLA2Y foi encontrada em várias fracções membranares, incluindo o retículo endoplasmático e as mitocôndrias. A CPLA2Y é uma enzima chave na produção de eicosanóides. Foi relatado que a CPLA2Y está localizada no retículo endoplasmático (ER) e nas mitocôndrias e que tem atividade de lisofosfolipase para além da atividade de PLA2. A CPLA2Y TEM atividade de PLA2, tendo também observado alguma transacilação de FA da posição sn-2 de PC ou PE para lisofosfolípidos de colina ou etanolamina (Yamashita et al, 2009).

Por conseguinte, de acordo com as evidências, a perturbação da estrutura dos fosfolípidos e a desregulação do metabolismo dos lípidos na mielina e na membrana subcelular, como a membrana mitocondrial interna (MMI), com uma grande variedade de actividades enzimáticas, podem contribuir para a apoptose aguda dos oligodendrogliais e dos neurónios e para a neurodegeneração crónica na EM. Com base na (Figura 2-5), o aumento dos radicais livres e dos danos oxidativos pode elevar a atividade DA CPLA2Y e desempenhar um papel predominante na cascata inflamatória, acabando por provocar danos e necrose mitocondriais.

2-2-9 Papel da PLA2 na fisiopatologia da esclerose múltipla, doenças neurológicas e inflamatórias e controlo da PLA2 para o tratamento

A PLA2 citosólica desempenha um papel fundamental na patogénese da EM-like e na produção de mediadores pró-inflamatórios, nomeadamente os eicosanóides derivados do AA, os lisofosfolípidos e o fator de ativação plaquetária, e influencia indiretamente a produção de citocinas, NO e radicais livres (Kalyvas &Samuel,

2004). Os inibidores da PLA2 extracelular suprimem a inflamação do SNC (Pinto et al, 2003). A PLA2 parece desempenhar um papel fundamental na lesão celular no SNC. O AA libertado é convertido em PGE2, possivelmente pela COX-2, que é induzida por estímulos inflamatórios (Balboa et al, 2002). No SNC, o mRNA da sPLA2 é expresso em resposta às citocinas pró-inflamatórias TNF-α, IL-Iβ e ***IFN-γ*** (Sun et al, 2004).

Foi levantada a hipótese de se encontrar uma PLA2 altamente reactiva em várias perturbações psiquiátricas. Quando associada a um elevado teor de ácidos gordos ω6-PUFA na membrana celular, conduziria assim a condições inflamatórias agravadas. Esta situação seria limitada pela presença de ácidos gordos ω3 suficientes na membrana. Os PUFAs podem modular muitos dos mecanismos de transdução de sinal que operam nas membranas neuronais (Haag, 2003). As PLA2s estão implicadas na patologia de uma série de doenças neurodegenerativas (Sun et al, 2004).

O aumento da atividade da PLA2 e a produção de mediadores lipídicos desempenham um papel central no stress oxidativo e na neuroinflamação associados a doenças neurológicas, como a isquemia, a lesão da medula espinal, a doença de Alzheimer, a esclerose múltipla, as doenças de priões e a epilepsia (Farooqui et al, 2006). Por conseguinte, os PLI podem ser utilizados como neuroprotectores e agentes anti-inflamatórios contra processos neurodegenerativos em doenças humanas (Farooqui et al, 2006). Foram identificados vários mecanismos putativos para explicar a diminuição dos níveis de AGPI na esquizofrenia (Yao et al, 2003).

Foi detectado um aumento da atividade da PLA2 citoplasmática no soro de doentes esquizofrénicos sem medicamentos (Gattaz et al 1990; Noponen et al 1993). Moses et al. demonstraram que a PLA2 secretora é um novo fator inflamatório da doença de Alzheimer e que a regulação positiva da sPLA2 no cérebro da doença de Alzheimer pode facilitar o desenvolvimento de novas estratégias terapêuticas para inibir as respostas inflamatórias e retardar a progressão da doença (Moses et al., 2006). A depressão é uma das principais características da EM. Tanto a depressão como a perturbação bipolar são muito mais comuns nos doentes com EM do que na população em geral e, pelo menos em alguns casos, a perturbação psiquiátrica precede o diagnóstico de EM, pelo que não pode ser uma reação a este (Whitlock & Siskind, 1980; Feinstein, 1997).

Foram encontrados níveis elevados de sPLA2 no soro e nos exsudados de doentes que sofrem de doenças inflamatórias, como a artrite reumatoide ou a pancreatite aguda e o traumatismo (Hara et al, 1989; Nevalainen et al, 2000). Uma série de doenças, incluindo a artrite reumatoide e a osteoartrite, a asma, a pancreatite aguda e o choque sético, foram objeto de investigação recente, que se centrou no papel dos inibidores da PLA2 (PLI) como possíveis agentes anti-inflamatórios (Meyer et al, 2005). As PLA2 estão presentes no cérebro e na medula espinal e estão implicadas em várias doenças neurológicas. A atividade da PLA2 aumenta após uma lesão traumática da medula espinal e a injeção de PLA2 secretora desmieliniza os axónios da medula espinal (Lee Titsworth et al, 2007). Por conseguinte, o papel central da PLA2 na inflamação faz desta enzima um potencial alvo terapêutico (Pinto et al, 2003).

A enzima cPLA2 e os seus produtos influenciam vários aspectos do envolvimento celular e das citocinas na resposta inflamatória. Os doentes com esclerose múltipla também apresentam elevações da atividade da enzima sPLA2 (Cunningham et al, 2006). No entanto, até à data, não existem inibidores eficazes da sPLA2 ou da cPLA2 disponíveis para utilização clínica (Thwin et al, 2007). Por conseguinte, a inibição de enzimas

A PLA2 e os níveis elevados de citocinas inflamatórias TH1 podem representar novas estratégias terapêuticas contra estas doenças.

2-3 Medicina Tradicional Iraniana (MTI)

A medicina tradicional praticada no Irão é denominada TIM, cujas raízes remontam a mais de 2000 anos (Naseri, 2004; Naseri & Ardakani, 2004). Acredita-se que as naturezas Fria e Quente (*Mizadj*: grau de Calor/Calor **ou** grau de Th2/ Th1 **ou** grau de IL-4/IFN- γ) existem na MIT e em muitas outras teorias médicas tradicionais, incluindo as medicinas tradicionais grega, árabe, romana, indiana, europeia e chinesa (Avicena, Sorush Publisher, 2004; Ott, 1997).

O trabalho mais importante, realizado no Oriente, foi o livro *Cânone de Medicina* (*Qanun dar Tib*), escrito por Avicena (médico persa, 973-1037 d.C.) (Ott, 1997; Ody, 1993).

2-3-1 Natureza fria e quente (*Mizadj*)

Na teoria humoral, em que as pessoas são classificadas em função do fluido corporal dominante. As pessoas com um humor dominante Quente (temperamento sanguíneo que é Quente e Húmido e temperamento colérico que é Quente e Seco) foram consideradas como tendo uma natureza Quente. Por outro lado, as pessoas com um humor frio dominante (temperamento melancólico que é Frio e Seco e temperamento fleumático que é Frio e Húmido) foram consideradas como tendo uma natureza fria (Avicenna, Sorush Publisher, 2004; Ott, 1997).

Esta categorização (Anexo C2) é realizada independentemente de a pessoa ser saudável ou doente, infantil ou avançada em anos, e tem em conta uma combinação única de todos os seus traços herdados e concretos e condições concretas da sua vida e actividades. Por conseguinte, para além da categorização das pessoas nas naturezas Quente e Fria, é possível avaliar a gravidade de cada natureza numa pessoa. A gravidade relativa do Calor em relação ao Frio pode ser representada pelo rácio Calor/Frio.

2-3-2 Efeitos da gravidade do *Calor/Calor* nas respostas Th2/Th1

Numa pessoa com uma natureza muito quente, o rácio Calor/Calor é elevado. Numa pessoa com uma natureza muito Fria, o rácio Calor/Calor é baixo. O cérebro e o sistema imunitário são os dois principais sistemas adaptativos do corpo. O SNC recebe mensagens do sistema imunitário e, *vice-versa,* as mensagens do cérebro modulam as funções imunitárias. Assim, o cérebro e o sistema imunitário estão envolvidos numa *interação* funcionalmente relevante, cuja principal função é manter a homeostasia (Elenkov et al, 2000).

As respostas imunitárias dividem-se em dois grupos: T-helper (Th1) e (Th2). As respostas Th1 aceleram a imunidade celular e as respostas Th2 aumentam a imunidade humoral e as reacções alérgicas. Estes dois tipos de respostas imunitárias inibem-se mutuamente e, por outro lado, influenciam o SNC. Uma vez que a produção de IL-4 é um marcador das respostas imunitárias Th2 e o ***IFN-γ*** é a principal citocina produzida na resposta imunitária Th1, o rácio da produção de ***IL-4/IFN-γ*** por PBMCs é utilizado para avaliar o desvio das respostas imunitárias para Th2/Th1 (Roman et al, 1997).

As pessoas de natureza fria têm uma atividade parassimpática mais elevada do que as pessoas de natureza quente. Por exemplo, a hipertensão é uma condição associada a uma natureza quente e, por isso, tem uma prevalência mais elevada nas pessoas de natureza quente; isto pode ser atribuído à atividade parassimpática relativamente mais baixa durante um longo período. Por outro lado, a hipotensão associada a pessoas de natureza Fria pode ser devida a uma atividade parassimpática relativamente mais elevada, porque é sabido que a atividade parassimpática pode reduzir a pressão arterial, resultando em hipotensão (Kaplan, 2001, Zarkos et al, 2003). A associação entre o aumento do calor da natureza e o desvio das respostas imunitárias para respostas Th2 está de acordo com a opinião de Avicena de que o cheiro de uma substância de natureza quente, como o açafrão, pode resultar em rinorreia. Porque parece que Avicena estava a descrever um tipo de alergia, e está agora claramente estabelecido que existe um desvio das respostas imunitárias para Th2 na alergia (Shahabi et al, 2008).

Os resultados da investigação atual podem confirmar a importância dos *factores do hospedeiro* na determinação do tipo de resposta ao stress (Kaplan et al, 2001). Isto significa que um alergénio pode induzir uma reação alérgica em pessoas de natureza quente com maior probabilidade do que em pessoas de natureza fria, porque as primeiras têm uma maior tendência para respostas do tipo Th2 (Abbas & Lichtman, 2003). Por exemplo, uma pessoa de natureza extremamente fria pode desmaiar em resposta a estímulos de medo com maior probabilidade do que uma pessoa de natureza extremamente quente, porque a primeira tem uma maior atividade do sistema nervoso parassimpático em comparação com a segunda (Adkins &Guevara, 2001; Holt &Jones, 2000). As consequências da exposição de uma pessoa a stress agudo ou crónico podem ser influenciadas pela natureza da pessoa (Abbas & Lichtman, 2003), o que está de acordo com a crença da TIM de que as doenças auto-imunes são mais prevalentes em pessoas de natureza fria do que em pessoas de natureza quente (Shahabi et al, 2008).

2-3-3 Importância da dieta com natureza quente na doença autoimune

As substâncias de natureza quente aceleram o calor da natureza e as substâncias de natureza fria aceleram o frio da natureza nas pessoas. Por conseguinte, a atenção à natureza da dieta de pessoas saudáveis, dominada pela natureza Fria ou Quente, pode ser útil para manter a homeostasia e prevenir muitas doenças (Mirzaei, 2007).

2-4 Óleos co-suplementados (sementes de cânhamo e onagra)

2-4-1 O óleo de sementes de cânhamo (HSO) como recurso nutricional

A semente de cânhamo (HS) ou cannabis sativa L tem sido uma importante fonte de nutrição durante milhares de anos nas culturas do velho mundo (Zias et al, 1993; Xiaozhai & Clarke, 1995; de Padua et al, 1999; Pringle, 1997). As sementes de cânhamo contêm normalmente mais de 30% de óleo e cerca de 25% de proteínas, com quantidades consideráveis de fibras alimentares, vitaminas e minerais. As sementes de cânhamo são utilizadas para tratar várias doenças há milhares de anos na medicina oriental tradicional. Ensaios clínicos recentes identificaram a HSO como um alimento funcional (Callaway, 2004).

O HSO é utilizado como alimento/medicamento na China há pelo menos 3000 anos (de Padua et al, 1999). O HSO tem mais de 80% de PUFAs, e é uma fonte excecionalmente rica de dois EFAs (LA e ALA). A relação ω6/ ω3 no HSO situa-se normalmente entre 2:1 e 3:1, o que é considerado ótimo para a saúde humana (Simopoulos et al, 2000). O rácio ω6/ ω3 na maioria dos HSO comerciais é tipicamente próximo de 2,5:1 (Callaway et al, 1997; Kriese et al, 2004).

Quadro 2-4. Perfis de ácidos gordos (%) dos óleos de sementes de cânhamo e de onagra.

Óleo de sementes	Ácido palmítico	Ácido esteárico	Ácido oleico	Linoleico	AL A	ABL	SDA	%PUFA	rácio n6/n3
Sementes de cânhamo virgens	5	2	7-16	56	22	7	**2.5**	84	**2.5**
Prímula da noite	6	1	8	76	0	**9**	0	85	**>100**

A presença de GLA e SDA em HSO, tipicamente numa relação ω6/ ω3 favorável de 2:1, permite que este passo enzimático com D6D seja eficientemente contornado (Okuyama et al, 1997). De um ponto de vista nutricional, até 7% de GLA e 2,5% de SDA são muito interessantes.

Devido à elevada quantidade de ácidos gordos saturados, o HSO é muito suscetível à deterioração oxidativa, o que resulta numa rápida deterioração do azeite durante o armazenamento, resultando num produto com uma cor verde intensa, devido às elevadas quantidades de clorofila co-extraídas com o azeite. O HSO virgem caracteriza-se por um sabor a noz com um travo ligeiramente amargo. A utilização de HSO virgem é recomendada durante o processamento suave de alimentos sem calor (Matthaus & Brühl, 2008). Um relatório publicado descreveu a aplicação de papas de sementes de cânhamo, da medicina popular, no tratamento da tuberculose sem antibióticos (Sirek, 1955). O perfil de AG do HSO é notavelmente semelhante ao do óleo de sementes de groselha preta, que também parece ter um impacto benéfico no vigor imunológico (Wu et al, 1999; Barre, 2001).

Tocoferóis, fitoesteróis e terpenos no óleo de sementes de cânhamo

A vitamina E é um importante antioxidante que pode interromper a propagação das reacções em cadeia dos radicais livres. A quantidade total de tocoferóis do HSO virgem é elevada, entre 80-110 mg/100 g, sendo o γ-tocoferol o principal tocoferol (85%). A relação entre os tocoferóis no óleo de sementes de cânhamo é de 5/2/90/3 para α-, β-, γ-, δ-tocoferol, respetivamente (Matthaus & Brühl , 2008; Oomah et al, 2002).

A investigação dos benefícios dos compostos fenólicos para a saúde constitui um enorme desafio para a medicina moderna (Sun et al, 2008). Os fitoesteróis são compostos fenólicos que não só apresentam propriedades antioxidantes potentes para eliminar os radicais livres, como também podem atuar em vias de sinalização específicas para regular as respostas inflamatórias. A investigação revelou que o HSO contém 3,6-6,7 g de fitoesteróis/kg de óleo (fitoesteróis totais, 3922-6719 mg/kg de óleo), sendo o β-sitosterol o componente principal (70% do teor total de fitoesteróis). Outros fitoesteróis com alguma importância são o campesterol, o D5-avenasterol e o estigmasterol (Matthaus & Brühl, 2008). Várias descobertas sugerem que o β-sitosterol é responsável pela eliminação de radicais e por actividades antioxidantes com efeitos preventivos no desenvolvimento de doenças causadas por ROS (Vivacons & Moreno, 2005). Além disso, (Yoshida & Niki, 2003) mostraram os efeitos antioxidantes dos fitoesteróis β-sitosterol, estigmasterol e campesterol, contra a peroxidação lipídica. A eficácia do β-sitosterol na redução da hipercolesterolemia, as propriedades antivirais, antifúngicas e anti-inflamatórias adicionais foram estudadas e observadas (Malini & Vanithakumari, 1990). No lúmen intestinal, os fitoesteróis reduzem a absorção do colesterol. Além disso, existe uma competição entre os esteróis e o colesterol para a absorção na mucosa intestinal (Lees et al, 1977).

A presença de vários terpenos foi confirmada no HSO, sesquiterpenos em concentrações muito baixas, com exceção do β-cariofileno e do a-humuleno que incluíram 13% e 5% do total de compostos, respetivamente. O mirceno, o a-pineno e o β-pineno foram os principais compostos entre os monoterpenos (Nissen et al, 2009).

Os mais abundantes foram o β-cariofileno e o mirceno, que foram encontrados a 740 mg/L e 160 mg/L, respetivamente. O β-cariofileno incluiria actividades anti-inflamatórias e citoprotectoras (Hendriks et al, 1978) e foi relatado que o mirceno exibe propriedades antioxidantes (Duke, 1999).

2-4-2 O óleo de onagra como agente modificador da doença

Oenothera biennis L ou óleo de onagra (EPO) contém óleos ricos em ω6-GLA, precursores dos eicosanóides, que são constituintes das membranas celulares. A via bioquímica para o metabolismo do GLA dietético conduz eventualmente à PGE1, que tem uma potente atividade anti-inflamatória e é frequentemente recomendada para doenças inflamatórias e auto-imunes (Taylor, 2002). A EPO está a ser utilizada em quantidades crescentes em preparações nutricionais e farmacêuticas, e afirma-se que pode aliviar vários estados de doença crónica (Horrobin, 1992; Huang & Mills, 1995; Fan & Chapkin, 1998).

O teor de EPO de 9% de GLA é o parâmetro mais importante que é metabolizado em DGLA, o precursor natural da PGE. O β-caroteno é uma pró-vitamina A e dá uma cor caraterística à EPO (Christie, 1999). (Horrobin, 1979) Demonstrou que os resultados preliminares da utilização de uma terapia combinada de EPO e colchicina em doentes com esclerose múltipla sugerem que pode ser de valor considerável. Os fosfolípidos constituíam apenas 0,05% do óleo, com a composição: fosfatidilcolina (31,9%), fosfatidilinositol (27,1%), fosfatidiletanolamina (17,6%), fosfatidilglicerol (16,7%), ácido fosfatídico (6,7%) (Lotti e Quartacci, 1990).

Capítulo 3: Material e métodos

3-1 Conceção do estudo

Este ensaio clínico aleatório e em dupla ocultação foi realizado em 100 doentes com EMRR para determinar os efeitos terapêuticos e protectores da dieta natural quente e dos óleos co-suplementados. O estudo foi aprovado pelo Centro de Investigação em Neurociências (NSRC) e pelo comité de ética local da Universidade de Ciências Médicas de Tabriz. Os doentes com esclerose múltipla foram contactados e recrutados através da Sociedade de Esclerose Múltipla de Tabriz.

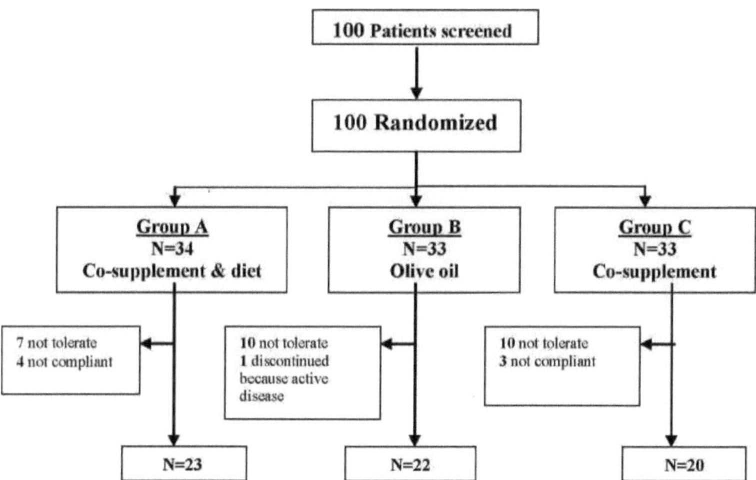

Figura 3-1. Fluxograma do estudo; 100 doentes distribuídos aleatoriamente por três grupos; grupo A: Óleos de semente de cânhamo e de onagra co-suplementados e dieta Hot-nature aconselhada; grupo B: Azeite de oliva; grupo C: Sementes de cânhamo e óleos de onagra co-suplementados.

Na intervenção atual, participaram 100 doentes com EMRR (34 homens, 66 mulheres). Foram incluídos doentes com um diagnóstico definitivo de EM utilizando os critérios de Kurtzke Extended disability status score (EDSS) <6 (Kurtzke, 1983); com EM do tipo recorrente-remitente (EMRR); com idades compreendidas entre os 14 e os 55 anos. Foram excluídos os doentes com EM secundária ou primária progressiva, gravidez, tratamento com corticosteróides, doentes que sofriam concomitantemente de outra doença crónica, como doenças reumáticas, doenças cardíacas graves, tumores malignos e outras doenças neurológicas e inflamatórias. Os doentes podiam continuar a tomar os seus medicamentos de rotina [apenas Interferão: Avonex uma vez por semana]. Todos os doentes preencheram um consentimento informado por escrito antes do estudo. Os doentes preencheram um registo alimentar de 3 dias na primeira semana, um questionário de frequência alimentar não quantitativo (nqFFQ) para avaliar os alimentos e bebidas consumidos e os hábitos alimentares.

Foi-lhes pedido que mantivessem o seu nível habitual de atividade física e que não consumissem quaisquer suplementos durante o estudo. Os doentes foram seleccionados aleatoriamente para receber as três dietas (A: óleos co-suplementados e dieta Hot-nature aconselhada, B: azeite, C: óleos co-suplementados) durante 6 meses. Todos os doentes forneceram um consentimento informado por escrito antes da inclusão no estudo, uma história clínica para verificar o estado clínico e a utilização de medicamentos (Anexo A) e uma amostra de sangue para análises bioquímicas antes e depois da intervenção.

Os doentes foram contactados mensalmente por telefone para avaliar o seu cumprimento. Parâmetros clínicos, incluindo: EDSS, taxa de recaída, pontuação funcional e parâmetros bioquímicos e imunológicos, incluindo: Delta-6-dessaturase, PLA2 sérica, PUFAs das células sanguíneas, citocinas de IL-4, *IFN-γ*, IL-17, aspartato-aminotransferase (AST ou SGOT) e alanina-aminotransferase (ALT ou SGPT) e níveis de gamaglutamiltransferase (GGT) na linha de base e em intervalos de tempo de 6 meses obtidos dos doentes.

3-2 Avaliação do regime alimentar

A escolha do instrumento adequado para medir a ingestão alimentar depende do objetivo do estudo. A dieta é geralmente descrita em termos de substâncias de natureza quente ou fria. Os padrões alimentares típicos, os hábitos alimentares e a utilização de alimentos e grupos de alimentos específicos também podem descrever a dieta. A ingestão de alimentos e bebidas é avaliada utilizando (Anexo A).

Questionários de frequência alimentar não quantitativos:

Um QFA é uma lista de verificação limitada de alimentos e bebidas com uma secção de resposta de frequência para que os indivíduos indiquem a frequência com que cada item foi consumido durante um determinado período de tempo (McNutt et al, 2008). Um QFA que não recolhe informações sobre o tamanho das porções é designado por QFA "não quantitativo". O nqFFQ perguntou sobre o consumo de 99< alimentos e bebidas, que são apresentados no apêndice B1 (Alimentos permitidos) e no apêndice B2 (Alimentos não permitidos). No estudo de reprodutibilidade, 100 indivíduos preencheram o questionário uma vez, aos seis meses de estudo.

Registos de alimentos:

A (FR) é uma descrição detalhada dos tipos e quantidades de alimentos, bebidas e/ou suplementos documentados durante um período prescrito, normalmente de 3 a 7 dias. O método de ingestão alimentar incluiu dois dias da semana e um dia de fim de semana (Apêndice A).

3-3 Descrição dos regimes alimentares

Devemos notar que os óleos co-suplementados (combinação de *óleo de semente de cânhamo* e *óleo de onagra* com uma proporção de 9/1*)* são géneros alimentícios e sem efeitos secundários. Três intervenções dietéticas concebidas para serem comparáveis no que respeita às fontes dietéticas de alimentos e bebidas de natureza quente e fria. Os doentes foram então aleatoriamente seleccionados para receber três intervenções dietéticas:

- "*Grupo A*": Os que receberam os óleos co-suplementados, 18-21g/dia (6-7g, três vezes por dia) com *dieta* aconselhada *Hot nature*,
- "*Grupo B*": Os que consomem azeite 18-21g/dia (6-7g, três vezes por dia),
- "*Grupo C*": Os que receberam os óleos co-suplementados 18-21g/dia (6-7g, três vezes por dia) durante 6 meses.

Para atingir este objetivo, foi pedido aos doentes do grupo A que consumissem uma dieta natural quente. Para controlar as fontes dietéticas de alimentos e bebidas naturais quentes e para aumentar a adesão, uma vasta escolha de alimentos e bebidas, permitida durante cada período dietético, foi entregue semestralmente aos doentes em casa.

Por fim, foi pedido aos pacientes dos grupos C e B que consumissem a sua dieta habitual durante a intervenção.

O consumo de alimentos e bebidas de natureza fria foi diferente. Foram identificados vários factores que poderiam contribuir para um potencial para as propriedades do tratamento que poderia ser aumentado por uma dieta de natureza quente. Estes incluem (Apêndice B1 e B2):

1. O consumo de alimentos de natureza quente na dieta pode ser muito útil.

2. Baixo consumo de colesterol.

3. Reduzir o consumo de gorduras saturadas (nomeadamente de alimentos fritos).

4. Baixo consumo de ácidos gordos hidrogenados ou "trans" (as gorduras artificiais que se encontram na maioria das margarinas e dos alimentos processados).

5. Comer muita fruta e legumes frescos com natureza quente, frutos secos e sementes sem aditivos, peixe e marisco e hidratos de carbono não refinados.

6. Beber muita água (e evitar o consumo excessivo de bebidas que contenham aditivos e edulcorantes artificiais ou outros estimulantes).

7. Reduzir o consumo de açúcar e de amido refinado (ou seja, pão não integral, bolos, pastelaria, biscoitos, doces e refrigerantes, que muitas vezes têm um elevado teor de aditivos artificiais e edulcorantes, que também podem ser evitados).

8. Consumo de produtos lácteos com mel ou tâmaras.

9. A eliminação de alimentos com natureza fria da dieta pode ser muito útil.

10. Evitar o consumo de álcool e de tabaco.

Os doentes foram contactados mensalmente por telefone para avaliar a adesão. Após as avaliações iniciais, 100 pacientes foram distribuídos aleatoriamente em três grupos de acordo com a (Figura 3-1). Todas as medições dos parâmetros de resultado foram repetidas no final do período de intervenção com a mesma abordagem pelos mesmos avaliadores. O investigador, os doentes e as pessoas envolvidas na recolha e avaliação dos dados (neurologistas e nutricionistas), bem como na análise dos dados, não tinham conhecimento do tipo de intervenções.

3-4 Proporção de óleos de sementes de cânhamo/prímula

Assim, por limitação de orçamento, o rácio HSO / EPO neste estudo é de 9:1 (o rácio 8:2 é melhor, o que é considerado ótimo para a saúde humana), porque a dosagem terapêutica de óleo de onagra em ensaios clínicos (Pruthi et al, 2010) e (Jantti et al, 1989) foi de 3 gr/dia e 10 ml duas vezes por dia, respetivamente. A dose diária recomendada de EPO para adultos não excede 4 g (contendo ~300-360 mg de GLA). Em alguns casos, como no eczema atópico, a dose pode ser temporariamente mais elevada, 4-8 g/dia. Para as crianças, a dose aconselhável é de 2-4 g/dia.

Devido à elevada quantidade de ácidos gordos insaturados (USFA), os óleos co-suplementados de *sementes de cânhamo* e de *onagra* são muito susceptíveis à deterioração oxidativa. Por isso, é importante que os óleos co-suplementados sejam armazenados no frigorífico durante o tempo de consumo.

3-5 Azeite como segundo suplemento

O azeite é rico em MUFAs e, no nosso estudo, foi escolhido como segundo suplemento. Dados recentes de outras doenças auto-imunes humanas, como a artrite reumatoide, indicam que o azeite pode modular o sistema imunitário. Além disso, o azeite também contém compostos fenólicos, o hidroxitirosol e a oleuropeína, capazes de eliminar os radicais livres e proteger contra a peroxidação lipídica (Visioli et al; 2002).

Estes efeitos anti-inflamatórios e anti-oxidantes da dieta com azeite podem potencialmente explicar os benefícios observados na taxa de recaída (Visioli et al; 2002).

3-6 Critérios de inclusão e exclusão

Foram incluídos doentes com um diagnóstico definitivo de EM segundo os critérios

EDSS<6; tipo de EM recorrente-remitente; idades compreendidas entre os 14 e os 55 anos. As exclusões para os doentes incluíam o seguinte EM progressiva secundária ou primária; gravidez; tratamento com corticosteróides; estado de saúde significativo (os doentes sofriam concomitantemente de outra doença crónica, como doenças reumáticas, doenças cardíacas graves, tumores malignos, outras doenças neurológicas e inflamatórias). Os doentes foram autorizados a continuar as suas terapias modificadoras da doença (DMT) para os sintomas da EM.

3-7 Determinar as naturezas e os temperamentos (Mizadj)

As naturezas e os temperamentos dos doentes (*Mizadj*: grau de Calor/Calor **ou** grau de Th2/ Th1 **ou** grau de *IL-4/IFN-γ) foram* determinados de acordo com a Medicina Tradicional Iraniana (TIM), utilizando um questionário padrão, que é apresentado no apêndice C1&C2. O rácio Calor/Calor foi calculado para todos os doentes com base nos resultados obtidos pelo questionário.

3-8 Medida do resultado primário

Todos os doentes forneceram também uma amostra de sangue de 10 ml, colhida num tubo de colheita de sangue fortificado com EDTA, utilizando uma agulha de calibre 21. As amostras de sangue foram colhidas na veia antecubital. O sangue foi imediatamente misturado com o anticoagulante e colocado em gelo. A amostra é centrifugada a 3.000 rpm durante 10 minutos à temperatura ambiente e os glóbulos vermelhos são imediatamente transferidos para pequenos frascos de vidro, cobertos com azoto e armazenados a -80°C. Os lotes de amostras de glóbulos vermelhos foram posteriormente analisados quanto à presença de AGPI e de outros ácidos gordos na composição dos membros dos glóbulos vermelhos. As amostras de soro foram armazenadas até um ano (-80°C) antes da análise. Parte da amostra de sangue colhida dos doentes foi utilizada para efetuar os seguintes testes. Para ter em conta as variações antes e depois do tratamento em factores imunológicos (citocinas plasmáticas de IL-4, ***IFN-γ*** e IL-17), enzimas hepáticas (GGT, AST e ALT) e factores biocímicos (composição de ácidos gordos da membrana eritrocitária e PUFA, D6D sérico e sPLA2 sérico) em intervalos de tempo de base e de 6 meses.

3-9 Ensaio de citocinas

O ensaio de citocinas para IL-4, *IFN-γ* e IL-17 foi efectuado utilizando o ensaio de imunoabsorção enzimática (ELISA) com kits comercialmente disponíveis (U-CyTech. Países Baixos). A absorvância de cada poço foi lida a 450 nm. As amostras foram testadas juntamente com padrões diluídos com uma matriz semelhante ou com um dos Diluentes Calibradores fornecidos com o kit. Isto permite ao operador produzir a Densidade Ótica (D.O.) versus a concentração de citocinas (pg/mL). A concentração de citocinas nas amostras é determinada pela comparação da D.O. das amostras com os padrões.

3-10 Ensaio de anzimas hepáticas

Análises bioquímicas do sangue dos doentes efectuadas no início e no final do estudo clínico. Para ter em conta as variações antes e depois do tratamento, a GGT foi medida utilizando um kit ELISA (ICN Pharmaceuticals, Nova Iorque, NY) com uma concentração mínima detetável de 0,004 mg/L. A atividade da AST e da ALT foi avaliada por um laboratório central utilizando métodos normalizados. Cada amostra de sangue foi dividida em duas partes: uma parte misturada com heparina para separação do plasma e determinação da AST e da ALT, e a outra parte sem adição de anticoagulante para separação do soro para determinação da GGT. Os resultados foram expressos em unidades internacionais (UI)/ml, tal como aprovado pelo Comité de Peritos em Normas Biológicas da Organização Mundial de Saúde (Gearing e Thorpe, 1988).

3-11 D-6-Desaturase, PLA2 e ensaio de ácidos gordos nos glóbulos vermelhos

Para investigar os ácidos gordos dos glóbulos vermelhos e as actividades dos PUFA, D6D e PLA2, em doentes com esclerose múltipla, examinámos os índices de D6D medidos no soro e medimos o perfil de ácidos gordos dos glóbulos vermelhos para avaliar os PUFAs de cadeia longa e o estado da composição de outros ácidos gordos da membrana. A medida do resultado primário foram os níveis de ácidos gordos segregados pelas PBMC e os níveis de D6D e PLA2 no soro. As amostras de sangue para isolamento de PBMC foram colhidas por punção venosa em tubos vacutainers herparinizados. O soro foi separado do coágulo por centrifugação, aliquotado (0,5 ml) e armazenado a - 80 ºC até ao ensaio. Os níveis de D6D e PLA2 no soro foram medidos por ensaio de imunoabsorção enzimática (R&D SystemsInc, Minneapolis, MN). As amostras foram testadas juntamente com padrões diluídos com uma matriz semelhante ou com um dos Diluentes Calibradores fornecidos com o kit. Isto permite ao operador produzir a Densidade Ótica (D.O.) versus a concentração de citocinas (pg/mL). A concentração de citocinas nas amostras é então determinada comparando a D.O. das amostras com os padrões. Para avaliar os AGPI das células sanguíneas e a composição dos ácidos gordos da membrana dos eritrócitos, os lípidos foram extraídos das células com clorofórmio/metanol (2:1, em volume) de acordo com o método de (Folch et al, 1957). Os fosfolípidos foram separados de outras classes de lípidos por TLC (Silica Gel 60 H Merck Darmstadt, Alemanha) e transesterificados por metanólise para formar ésteres metílicos de ácidos gordos (FAME). Os FAME resultantes foram separados e quantificados por cromatografia gasosa (GC).

3-12 Medida do resultado secundário (Alteração no EDSS de Kurtzke)

Medidas de resultados secundários em grupos de comparação na linha de base e 6 meses do período de acompanhamento programado. Um historial médico para verificar o estado clínico (incluindo EDSS, taxa de recaída e pontuação funcional) e os medicamentos utilizados foram avaliados de acordo com o (Anexo A). Um clínico formado, utilizando o EDSS de Kurtzke (Kurtzke, 1983), mediu o estado de incapacidade funcional (gravidade da doença) de cada doente.

O EDSS quantifica a incapacidade em oito sistemas funcionais (SF) e permite que os neurologistas atribuam uma pontuação de sistema funcional (FSS) em cada um deles. Os sistemas funcionais são: piramidal, cerebelo, tronco cerebral, sensorial, intestino e bexiga, visual, cerebral e "outros sistemas funcionais (incluindo fadiga)". A taxa de recaída dos doentes incluídos antes e depois deste estudo foi registada. As escalas para o EDSS total de Kurtzke vão de zero a 10, em que a pontuação de zero indica ausência de incapacidade e a pontuação de 10 indica morte devido a EM (Anexo A).

Todos os efeitos clínicos como resultado dos grupos A, B e C:

1. Alteração do EDSS de Kurtzke desde o início até aos 6 meses.
2. Taxa de recaída dos doentes com EMRR que tiveram pelo menos uma recaída.
3. Alteração da pontuação funcional em doentes com EMRR após 6 meses de tratamento.

3-13 Análise estatística

A análise estatística foi efectuada utilizando o software SPSS (ver 14.0; SPSS Inc, Chicago, IL). Os dados foram expressos como média ± desvio padrão (DP). As diferenças nas variáveis clínicas e bioquímicas entre o pré e o pós em cada grupo de intervenção foram analisadas utilizando o teste t emparelhado. A média das alterações nas variáveis normalmente distribuídas ao longo do tempo entre os grupos foi analisada através do teste de análise de variância (ANOVA) unidirecional. A associação entre variáveis contínuas foi avaliada utilizando o coeficiente de correlação de Pearson. A significância estatística foi definida como $p < 0,05$.

Capítulo 4 : Resultados

Resultados clínicos, bioquímicos e imunológicos em três grupos de doentes com EMRR após 6 meses Intervenção

4-1 Características clínicas e demográficas dos doentes com EMRR

Foram incluídos neste estudo 100 doentes (34 do sexo masculino e 66 do sexo feminino). (Figura 3-1) resume os padrões de desgaste dos doentes no estudo. Dos 100 pacientes admitidos no ensaio, 35 abandonaram o estudo após períodos de tempo variáveis (11 no grupo A, 13 no grupo C e 11 no grupo B): 27 pacientes não conseguiram tolerar a dieta (7 do grupo A, 11 do grupo C e 9 do grupo B após um mês e meio de estudo) e 6 pacientes não cumpriram a dieta durante os primeiros 2 meses (3 do grupo A, 1 do grupo B e 2 do grupo C); 2 pacientes interromperam o estudo devido a doença ativa (1 do grupo B e 1 do grupo A), estão disponíveis dados para todos estes pacientes na linha de base e aos 6 meses. As características à admissão dos 65 indivíduos que completaram o protocolo são apresentadas na (Tabela 4-1). Este estudo foi realizado entre outubro de 2010 e outubro de 2011.

Tabela 4-1: Características clínicas e demográficas dos pacientes do estudo n=65.

Variável	Grupo A (N=23)	Grupo B (N=22)	Grupo C (N=20)
	Média ± DP	**Média ± DP**	**Média ± DP**
Idade (anos)*	34.2±7.5	35.9±7.8	33.7±7.8
Idade média de início da doença (anos)*	25.0±7.5	30.3±8.1	27.6±6.4
Duração da doença (anos)*	6.26±3.9	7.55±5.08	6.60±4.0
	N(%)	N(%)	N(%)
Interferão ingestão [apenas Interferão: Avonex uma vez por semana]	22(95.7)	22(100)	19(95)
Género (M/F)	7/16	11/11	5/15

*** P para ANOVA**

Grupo A: Co-suplementados com óleos de sementes de cânhamo e de onagra e aconselhados com uma dieta natural quente.

Grupo B: Azeite

Grupo C: Óleos de semente de cânhamo e de onagra co-suplementados.

As características e os dados demográficos dos doentes são apresentados na (Tabela 4-1). O seguimento médio foi de 180±2,9 dias DP (N=65). A amostra era constituída por 23 homens e 42 mulheres com uma idade média de 34,25±8,07 anos e uma duração média da doença de 6,80±4,33 anos. Houve uma diferença estatisticamente significativa na idade média entre os grupos de casos e de controlo e não houve diferença significativa no sexo médio, na duração da doença, na ingestão de interferão e na idade média de início da doença entre os grupos de tratamento e de controlo.

4-2 Resultados do EDSS de Mizadj, Kurtzke e da taxa de recidiva

Foram avaliadas alterações em vários parâmetros clínicos, incluindo: Mizadj (*Mizadj* : grau de Calor/Calor **ou** grau de Th2/ Th1 **ou** grau de *IL-4/IFN-γ),* pontuação do estado de incapacidade alargada (EDSS) e taxa de recaída antes e depois da intervenção em três grupos de ensaio de doentes com EMRR.

Tabela 4-2: Comparação da intervenção nas variáveis clínicas médias (±SD): Mizadj, EDSS e taxa de recaída nos grupos de estudo de pacientes com EMRR em relação à linha de base.

	Grupo A (N=23)			**Grupo B (N=22)**			**Grupo C (N=20)**		
Variáveis	**Linha de base**	**6 meses**	**P**	**Linha de base**	**6 meses**	**P**	**Linha de base**	**6 meses**	**P**
Mizadj	1.05±.63	1.74±.88	**0.001**	.90±.47	.78±.43	0.116	1.01±.63	1.22±.8	**0.017**
EDSS	2.76±1.39	1.7±1.77	**0.001**	3.45±1.41	3.86±1.41	**0.005**	3.25±1.94	2.95±1.83	**0.002**
Taxa de recaídaf	.31±.21	.04±.2	**0.001**	.38±.49	.18±.39	**0.053**	.43±.40	.05±.22	**0.002**

ţ Linha de base referida à média da taxa de recaída por 6 meses ao longo de 2 anos

* P para o teste-t emparelhado

EDSS : Escala alargada do estado de incapacidade

Grupo A: Co-suplementados com óleos de sementes de cânhamo e de onagra e aconselhados com uma dieta natural quente.

Grupo B: Azeite

Grupo C: Óleos de semente de cânhamo e de onagra co-suplementados.

Os resultados clínicos do ensaio estão resumidos na (Tabela 4-2). Nos grupos A e C, as melhorias foram significativas no que diz respeito ao Mizadj, ao EDSS e à taxa de recaída, enquanto no grupo B, o Mizadj não se alterou significativamente, o EDSS deteriorou-se e a taxa de recaída apresentou uma pequena melhoria que não atingiu significado estatístico. O Midzaj passou de 1,05 no início para 1,74 no fim do ensaio no grupo A, de 0,90 para 0,78 no grupo B e de 1,01 para 1,22 no grupo C. Nos grupos A e C, as diferenças foram significativas, evidentemente, mais no grupo A e no grupo B; esta diferença não é estatisticamente significativa. O EDSS de 2,76 no início para 1,7 no final do ensaio no grupo A, de 3,45 para 3,86 no grupo B e de 3,25 para 2,95 no grupo C, a diferença global foi significativa. Verificou-se uma tendência para um aumento (agravamento) do EDSS ($p<0{,}005$) no grupo B, uma diminuição dos pontos EDSS ($p<0{,}01$) no grupo A e ($p<0{,}02$) no grupo C.

A taxa de recaídas diminuiu em todos os grupos relativamente às taxas durante os 6 meses anteriores ao estudo: alteração média da taxa de recaídas no grupo A: 0,04±.2 recaídas/6 meses ($P<0{,}001$), no grupo B: 0,18±0,39 recaídas/6 meses ($P=0{,}053$) e 05±.22 ($P<0{,}002$) no grupo C. Os resultados mostraram uma redução média de um oitavo das recaídas num período de 6 meses. Comparativamente, o número total de recaídas sofridas pelos doentes do grupo B foi de três e o dos grupos A e C foi de uma. O número total de recaídas sofridas pelos 23 pacientes que tomaram os óleos co-suplementados e a dieta Hot nature foi de uma vez, para os 22 pacientes que tomaram azeite como placebo foi de três durante os 6 meses do ensaio, e para os 20 pacientes que tomaram os óleos co-suplementados foi de uma vez. A taxa de recaída por doente - 2 anos antes da entrada no estudo (durante os últimos 24 meses /4) foi de 0,31±0,21 no grupo dos óleos co-suplementados e da dieta natural quente (A), 0,43±0,40 no grupo dos óleos co-suplementados (C) e 0,38±0,49 no grupo do azeite (B); estas diferenças são estatisticamente significativas.

Não se registaram efeitos adversos graves em nenhum dos 65 doentes com EMRR aleatoriamente designados. No entanto, os efeitos adversos menores são raros e muito inferiores aos dos medicamentos habitualmente prescritos para os doentes com

EMRR.

4-3 Resultados da pontuação funcional

Foram avaliadas as alterações na pontuação funcional, incluindo: piramidal, cerebelo, tronco cerebral, sensorial, intestino e bexiga, visual, cerebral e "outras funções antes e depois da intervenção em três grupos experimentais de doentes com EMRR.

Tabela 4-3: Comparação da intervenção na pontuação funcional média (±SD) em três grupos de ensaio de doentes com EMRR em relação à linha de base.

Variáveis	Grupo A (N=23)			Grupo B (N=22)			Grupo C (N=20)		
	Base de referência	6 meses	P	Base de referência	6 meses	P	Base de referência	6 meses	P
Piramidal	.69±1.22	.61±.98	.328	1.32±1.25	1.68±1.21	**.029**	1.15±1.53	1.25±1.41	.494
Cerebella	.74±1.0	.52±.95	.233	1.04±1.13	1.14±1.08	.680	.95±.94	.70±1.03	.171
tronco cerebral	.57±.89	.39±.72	.103	.68±,99	.81±1.03	.162	.55±1.09	.40±.88	.186
Sensorial	.57±.89	.30±.70	.186	.91±1.34	.91±1.11	1.00	.80±1.01	.70±1.22	.606
Intestino/ Bexiga	1±1.31	.35±.57	**.008**	1.68±1.55	1.27±1.49	.071	1.21±1.36	1.25±1.37	.666
Visual	.96±1.29	.69±1.14	.208	1.32±1.70	1.45±1.50	.633	1.20±1.58	1.15±1.66	.748
Cerebral	.87±1.01	.43±.66	**.009**	1.05±.99	.82±1.01	.381	1.30±1.17	1.15±.93	.330
outro Funcional	.65±.49	.35±.49	**.005**	.86±.35	.73±.46	.186	.80±.41	.40±.50	**.002**

*** P para o teste-t emparelhado**

Grupo A: Co-suplementados com óleos de sementes de cânhamo e de onagra e aconselhados com uma dieta natural quente.

Grupo B: Azeite

Grupo C: Óleos de semente de cânhamo e de onagra co-suplementados.

Globalmente, todas as funções nos grupos A e C mostram uma tendência de melhoria, mas há uma redução estatisticamente significativa nas pontuações do intestino/bexiga, cerebral e "outras funções" no grupo A e "outras funções" no grupo C após 6 meses de intervenção. No entanto, no grupo B existe uma tendência de melhoria em todas as funções, mas apenas a pontuação da função piramidal apresenta uma tendência estatisticamente significativa para um aumento (agravamento) (Tabela 4-3). O intestino/bexiga é o sintoma mais comum da EM e frequentemente o mais incapacitante. Verificou-se uma redução do intestino/bexiga no grupo A aos 6 meses. Além disso, verificou-se uma redução das pontuações cerebrais e de "outras funções" após 6 meses de intervenção nos grupos que tomaram o suplemento de óleos de sementes de cânhamo e de onagra e que seguiram a dieta Hot nature. No grupo dos óleos de cânhamo e de onagra co-suplementados, observou-se uma redução de "outras funções", ao passo que no grupo do azeite se observou um aumento da piramidal.

4-4 Alterações das citocinas séricas

Foram avaliadas alterações em múltiplos parâmetros imunológicos, incluindo: citocinas plasmáticas como a interleucina-4 (IL-4), o *interferão-γ* (*IFN-γ*) e a interleucina-17 (IL-17) em três grupos de ensaios de doentes com EMRR. **Tabela 4-4a: Comparação da intervenção em factores imunológicos médios (±SD): Interleucina-4 (IL-4), *interferão-γ* (*IFN-γ*) e interleucina-17 (IL-17) nos grupos de ensaio de doentes com EMRR em relação à linha de base.**

Grupos de ensaio Variáveis	Grupo A (N=23)			Grupo B (N=22)			Grupo C (N=20)		
	Linha de base	6 meses	P	Linha de base	6 meses	P	Linha de base	6 meses	p*
IL-4	.56 ±.20	.70 ±.17	**.007**	.50 ±.50	.41±.14	.310	.81±.12	.96 ±.11	**.006**
IFN-γ	.56 ±.04	.24 ±.04	**.001**	.22 ±.06	.39 ±.06	**.005**	.35±.23	.30 ±.14	.079
IL-17	.51 ±.09	.39 ±.04	**.009**	.26 ±.11	.41 ±.20	**.006**	.51±.03	.45 ±.15	.289

*** P para o teste-t emparelhado**

#A absorvância de cada poço foi lida a 450 nm. Os resultados são apresentados como densidade ótica (DO)

IL-4: Interleucina-4

IFN-γ: *Interferão-γ*

IL-17: Interleucina-17

Grupo A: Co-suplementados com óleos de sementes de cânhamo e de onagra e aconselhados com uma dieta natural quente.

Grupo B: Azeite

Grupo C: Óleos de semente de cânhamo e de onagra co-suplementados.

A terapia imunomoduladora concomitante de todos os doentes (IFN) pode explicar em parte as nossas alterações imunológicas limitadas. Embora não tenham sido encontradas diferenças significativas em termos relativos entre os doentes (Tabela 4-1), foram observados efeitos significativos nas citocinas IL-4, ***IFN-γ*** e IL-17 durante o estudo e nos três grupos. (Tabela 4-4a), indica os efeitos das intervenções na IL-4, ***IFN-γ*** e IL-17 ao longo do estudo nos três grupos de ensaio. Foi observada uma tendência para a diminuição da média da concentração das citocinas pró-inflamatórias IL-17 e *IFN-γ* no grupo A, enquanto a concentração da citocina anti-inflamatória IL-4 aumentou significativamente após 6 meses nos grupos A e C.

Estes resultados indicam uma diminuição da inflamação nos grupos (A e C), por sua vez, a IL-17 e o *IFN-γ* aumentaram significativamente no grupo B e resultaram em alterações significativas na sua concentração entre os grupos (Tabela 4-4a). O resultado da (Tabela 4-4a) indica os efeitos das intervenções sobre IL-4, *IFN-γ* e IL-17 ao longo do estudo nos três grupos. Observa-se uma tendência para a diminuição da média das citocinas pró-inflamatórias IL-17 e *IFN-γ* no grupo A, enquanto a concentração da citocina anti-inflamatória IL-4 aumentou significativamente após 6 meses nos grupos A e C, o que indica uma diminuição da inflamação nestes grupos de casos. A IL-17 e o *IFN-γ* no grupo B aumentaram significativamente e, por sua vez, resultaram em alterações insignificantes na sua concentração entre os grupos. Não se registaram efeitos adversos graves em nenhum dos 65 doentes com EM.

Tabela 4-4b: Associação dos resultados médios da escala expandida do estado de incapacidade e do perfil de citocinas (IL-4, *IFN-γ* e IL-17) em doentes com EMRR (grupo A; n=23)

Citocinas/ EDSS	IL-4	IFN- γ	IL-17
r	-0.504	.217	.459
valor p	.014	.019	.028

A evidência apresentou a presença de associação entre EDSS e concentração de IL-17 e ***IFN-γ***, e uma correlação inversa significativa entre EDSS e IL-4 no grupo A (Tabela 4-4b).

4-5 Resultados bioquímicos

Foram avaliadas alterações em vários resultados bioquímicos, incluindo: Delta-6-Desaturase (D6D), fosfolipase A2 secretora sérica (sPLA2) e ácidos gordos polinsaturados (PUFAs) dos lípidos celulares totais extraídos dos fosfolípidos das células sanguíneas em três grupos experimentais de doentes com EMRR.

Tabela 4-5: Comparação da intervenção nos parâmetros bioquímicos médios (±SD): Delta-6-Dessaturase (D6D), fosfolipase A2 secretora sérica (sPLA2) e ácidos gordos polinsaturados (PUFAs) dos lípidos celulares totais extraídos dos fosfolípidos das células sanguíneas nos grupos de ensaio de doentes com EMRR em relação à linha de base.

Variáveis	Grupo A (N=23)			Grupo B (N=22)			Grupo C (N=20)		
	Linha de base	6 meses	P	Linha de base	6 meses	P	Linha de base	6 meses	P
PUFA	34.86±4.01	38.17±3	**.013**	36.1±4.31	36.29±3.78	.877	33.22±3.71	35.92±2.38	**.028**
D6D#	.21±.008	.010±.005	**.001**	.012±.10	.039±.62	.166	.027±.017	.015±.010	**.004**
sPLA2#	.95±.94	.**32**±.36	**.017**	.**69**±.61	1.**13±1**.50	.302	.**66**±.84	.27±.34	**.042**

*** P para o teste-t emparelhado**

#A absorvância de cada poço foi lida a 450 nm.

D6D: Delta-6-Desaturase

sPLA2: fosfolipase A2 secretora

PUFAs: Ácidos gordos polinsaturados

Grupo A: Co-suplementados com óleos de sementes de cânhamo e de onagra e aconselhados com uma dieta natural quente.

Grupo B: Azeite

Grupo C: Óleos de semente de cânhamo e de onagra co-suplementados.

As alterações pré-pós nas concentrações de D6D, níveis séricos de sPLA2 e AGPI foram significativamente diferentes nos grupos (A e C). Verificou-se um aumento significativo da taxa de PUFAs nos glóbulos vermelhos nos grupos A e C, enquanto no grupo B não é significativo. As concentrações de D6D e sPLA2 diminuíram significativamente nos grupos A e C. O grupo B apresentou um aumento não significativo nas três variáveis. O estudo mostrou que a administração diária de óleos de sementes de cânhamo e de onagra em co-suplemento afectou de forma benéfica os AGPI dos lípidos celulares totais extraídos dos fosfolípidos das células sanguíneas.

As médias das concentrações de D6D, sPLA2 e PUFAs foram significativamente diferentes antes e depois do consumo dos óleos de sementes de cânhamo e de onagra co-suplementados com ou sem a dieta Hot-nature nos grupos A e C, respetivamente. A taxa de PUFAs nos glóbulos vermelhos mostrou um aumento significativo, enquanto as concentrações de D6D e PLA2 diminuíram significativamente nos grupos A e C. Não foram encontradas alterações significativas nos PUFAs, D6D e sPLA2 no grupo B (Quadro 4-5).

Este resultado sugere que a redução observada do D6D foi uma consequência dos efeitos bem descritos deste tipo de intervenção e que o aumento dos AGPI e a redução da expressão das enzimas-chave sPLA2 provocaram uma diminuição do EDSS médio. Surpreendentemente, a alteração da taxa de AGPI causou uma diminuição da expressão de sPLA2, em particular no grupo dos óleos co-suplementados e da dieta Hot-nature.

4-6 Resultados da composição dos ácidos gordos das membranas dos glóbulos vermelhos

Foram avaliadas as alterações em vários ácidos gordos das membranas dos glóbulos vermelhos. Registaram-se diferenças significativas nos AGS, AGMI e AGPI relativos entre os três grupos de estudo de doentes com EMRR (Tabela 4-6).

Tabela 4-6: Efeito da intervenção na composição média (±SD) dos ácidos gordos das membranas dos glóbulos vermelhos nos grupos de ensaio de doentes com EMRR em comparação com a linha de base.

Variáveis	Grupo A (N=23)			Grupo B (N=22)			Grupo C (N=20)		
	Linha de base	6 meses	P	Linha de base	6 meses	P	Linha de base	6 meses	P
14C:0	1.71±.69	1.29±.61	**.050**	1.44±.70	1.45±.77	.982	1.17±.77	1.03±.42	.630
16C:0	34.77±3.84	33.39±6.15	.468	33.82±3.95	36.49±2.98	**.050**	38.32±3.42	36.42±3.09	.083
16C:1n7	.90±..41	.79±.61	.604	.97±.57	.97±.57	.997	.95±.81	1.22±1.02	**.050**
18C:0	15.26±1.56	15.93±1.81	.138	14.82±1.90	14.97±1.59	.544	15.36±1.80	15.96±1.29	.080
18C:1n9 Trans	.23±.17	.26±..19	.675	.31±.32	.19±.10	.212	.17±.09	.24±.16	.143
18C:1n9	11.28±1.76	9.27±2.13	**.000**	11.49±2.28	8.76±.93	**.001**	10.23±1.43	8.55±.76	.001
18C:2n	21.70±2.53	23.05±2.88	**.040**	21.66±3.88	22.22±3.23	.473	19.05±2.37	20.61±1.61	.058
20C:0	1.00±.57	.89±.48	.236	1.05±.66	.89±.48	.078	.57±.32	.65±.29	.129
18C:3n	.16±.13	.17±.21	.792	.19±.07	.09±.05	**.000**	.15±.10	.10±.04	**.032**

20C:4n6	10.58±2.80	12.63±2.09	**.023**	11.83±2.26	11.68±1.99	.806	11.64±2.41	12.80±2.10	.152
EPA	.88±.41	.99±.37	**.046**	.82±.45	.62±.36	**.015**	.76±.24	.68±.21	.152
DHA	1.59±.56	1.53±.71	.515	1.60±.44	1.68±.27	.444	1.67±.52	1.73±.35	.514
SFA	52.73±3.81	51.50±5.11	.434	51.13±3.97	53.79±2.92	**.050**	55.43±3.35	54.06±2.75	.166
MUFA	12.40±1.78	10.33±2.28	**.000**	12.77±2.26	9.92±1.15	**.000**	11.35±1.61	10.02±1.44	**.002**
PUFA	34.87±4.01	38.17±3.26	**.013**	36.10±4.31	36.30±3.78	.877	33.22±3.71	35.92±2.38	**.028**

- P para o teste-t emparelhado

- FAs de hemácias quantificados em mol %.

- Nomes dos ácidos gordos examinados neste estudo :

14C:0;Ácido mirístico

16C:0;Ácido palmítico

16C:1;Ácido palmitoleico

18C:0;Ácido esteárico

18C:1trans:Ácido trans-oléico

18C:1;Ácido oleico

18C:2;ácido linoleico

20C:0;Ácido araquídico

18C:3; (ácido α-linolénico, ácido estearidónico, ácido gama-linolénico)

20C:4;Ácido araquidónico

20C:5n3; EPA:ácido eicosapentaenóico

22C:6n3 ;DHE:Ácido docosahexaenóico

SFA:Ácidos gordos saturados

MUFA: Ácidos gordos monoinsaturados

PUFA: Ácidos gordos poli-insaturados

Grupo A: Co-suplementados com óleos de sementes de cânhamo e de onagra e aconselhados com uma dieta natural quente.

Grupo B: Azeite

Grupo C: Óleos de semente de cânhamo e de onagra co-suplementados.

(A Tabela 4-6 apresenta os níveis de ácidos gordos dos glóbulos vermelhos nos três grupos de doentes do ensaio. No grupo A, os doentes com EM apresentavam níveis globais significativamente mais elevados de ácidos gordos polinsaturados (AGPI), ácido eicosapentaenóico (EPA), ácido araquidónico (AA), ácido linoleico (LA) e níveis mais baixos de ácido mirístico e ácidos gordos ómega 9 (AGMI). No grupo C, os doentes com esclerose múltipla apresentavam níveis significativamente mais elevados de ácidos gordos polinsaturados (PUFA), ácido palmitoleico e níveis mais baixos de ácido α-linolénico (ALA) e ácidos gordos monoinsaturados (MUFA). Enquanto no grupo B, os doentes com esclerose múltipla apresentavam níveis globais significativamente mais baixos de ácido eicosapentaenóico (EPA), ácido α-linolénico (ALA) e ácidos gordos monoinsaturados (MUFA).

O nível global de ácidos gordos saturados (AGS) também foi significativamente mais elevado para os doentes com esclerose múltipla do grupo B. As outras diferenças não foram significativas, tal como a diferença global nos ácidos gordos PUFA após o ajustamento para comparações múltiplas. No que diz respeito aos ácidos gordos específicos, no grupo A, os doentes com esclerose múltipla apresentaram valores significativamente melhores em comparação com os grupos B e C (Quadro 4-6).

4-7 Resultados das enzimas hepáticas

Foram avaliadas alterações em várias enzimas hepáticas, incluindo: aspartatoaminotransferase (SGOT ou AST) e alanina-aminotransferase (SGPT ou ALT) e concentração de gama-glutamiltransferase (GGT).

Tabela 4-7: Comparação da intervenção nas enzimas hepáticas médias (±SD): aspartatoaminotransferase (SGOT ou AST) e alanina- aminotransferase (SGPT ou ALT) e gama-glutamiltransferase (GGT) em três grupos de ensaio de doentes com EMRR em relação à linha de base.

Variável	Grupo A (N=23)			Grupo B (N=22)			Grupo C (N=20)		
	Linha de base	6 meses	P	Linha de base	6 meses	P	Linha de base	6 meses	P
AST	42.0±11.47	30.70±8.98	.001	31.04±8.76	40.41±12.09	.001	36.65±12.90	27.85±8.66	.001
ALT	33.78±12.56	24.56±9.24	.001	29.18±11.91	35.95±13.56	.001	25.95±7.87	23.35±8.58	.060
GGT	35.56±12.78	27.35±11.58	.001	30.95±11.86	36.64±11.33	.001	30.65±13.54	30.10±12.95	.693

#Os valores das enzimas hepáticas foram expressos em UI/ml.

*** P para o teste-t emparelhado**

AST (SGOT): Aspartato- aminotransferase

ALT (SGPT): Alanina- aminotransferase

GGT: Gama-glutamiltransferase

Grupo A: Co-suplementados com óleos de sementes de cânhamo e de onagra e aconselhados com uma dieta natural quente.

Grupo B: Azeite

Grupo C: Óleos de semente de cânhamo e de onagra co-suplementados.

Globalmente, as alterações pré-pós nas concentrações de enzimas hepáticas foram significativamente diferentes nos três grupos de ensaio. Registaram-se reduções significativas nas concentrações séricas de enzimas hepáticas, incluindo AST, ALT e GGT no grupo A e apenas a concentração de AST diminuiu significativamente no grupo C após 6 meses. O consumo dos óleos de sementes de cânhamo e de onagra co-suplementados com ou sem dieta Hot nature, respetivamente, indicou uma melhoria da função hepática após as intervenções. Por outro lado, foi registado um aumento significativo nas concentrações séricas de enzimas hepáticas no grupo B (Quadro 4-7).

Registou-se uma redução significativa da taxa de GGT sérica no grupo A. Foi referido que a taxa de GGT é o melhor parâmetro (melhor do que a proteína C-reactiva) a seguir para avaliar a eficácia de novos agentes anti-inflamatórios em doentes com EM.

Isto significa que os óleos naturais utilizados no nosso estudo podem ter um efeito terapêutico contra a esclerose múltipla. As actividades plasmáticas da ALT diminuíram significativamente no grupo C e ambos os parâmetros (AST e ALT) no grupo A. Enquanto que no grupo B se registou um aumento significativo da GGT, AST e ALT plasmáticas (Tabela 4-7). O estudo mostrou que a administração diária de óleos co-suplementados afectou de forma benéfica a atividade das transaminases séricas (AST e ALT). Verificámos que os doentes com esclerose múltipla (linha de base) apresentam níveis séricos elevados de enzimas hepáticas, o que pode dever-se à própria doença ou ao fármaco sintético utilizado no tratamento. Não se registaram efeitos adversos graves em nenhum dos 65 doentes com EM.

Capítulo 5 : Discussão

Mecanismos possíveis

5-1 Avaliação do Midzaj em três grupos de ensaio

A elaboração da teoria das "*naturezas quente e fria*" tem a sua origem na Grécia antiga, com Hipócrates (médico grego, 460-375 a.C.) e Galeno (199-129 a.C.) (Chiappelli F, 2005; Ody P, 1993; Ott J, 1997). Hipócrates diz que a nossa dieta é o nosso remédio, e Avicena diz que para cada pessoa há alimentos específicos para si.

A regra mais importante de todas as teorias antigas era a manutenção do equilíbrio entre os elementos fundamentais do corpo, entre os quais o calor e o frio desempenhavam um papel absolutamente essencial (Avicena, 2004; Ott J, 1997).

Quando se tenta determinar o *Mizadj* de uma pessoa (*Mizadj*: grau de Calor/Calor **ou** grau de Th2/ Th1 **ou** grau de *IL-4/IFN-γ*), observa-se que as formas intermédias ou combinações de dois ou mais temperamentos são a regra e não a exceção. Por conseguinte, a maioria das pessoas está sob a influência dos elementos Quente e Frio (Abduvaliev AA, 2003) e podemos avaliar a gravidade de cada natureza numa pessoa, o que pode ser demonstrado pelo rácio Calor/Calor. Numa pessoa com uma natureza muito quente, a gravidade do elemento Calor é elevada e a do elemento Frio é baixa. Por conseguinte, nessa pessoa, o rácio Calor/Calor é elevado (como os doentes alérgicos com tendência para respostas do tipo Th2). Numa pessoa com uma natureza muito fria, a gravidade do elemento Calor é baixa e a do elemento Frio é alta. Assim, nessa pessoa, o rácio Calor/Frio é baixo (como os doentes com esclerose múltipla com tendência para respostas do tipo Th1).

A natureza de uma pessoa também pode ser importante em relação à alergia. Parece que um alergénio pode induzir uma reação alérgica em pessoas de natureza quente com uma probabilidade mais elevada do que em pessoas de natureza fria, porque as primeiras têm uma maior tendência para respostas Th2 em comparação com as segundas e, como já foi referido, as respostas Th2 a um alergénio são necessárias para o desenvolvimento de uma reação alérgica ao alergénio (Abbas & Lichtman,

2003).

Cada vez mais evidências indicam que as citocinas Th2 dominam as respostas imunitárias durante a infância e a primeira infância, mas a mudança para o padrão Th2 diminui com a idade (Adkins & Guevara, 2001; Holt & Jones, 2000). Este facto está de acordo com a crença da TIM de que a natureza é dominada pelo Calor à nascença, mas o seu Calor diminui com a idade (Avicena, 2004).

Assim, um alergénio pode induzir uma reação alérgica na criança com uma frequência maior do que nos adultos.

(Shahabi et al, 2008) mostraram que as pessoas de natureza quente tinham um maior desvio do sistema imunitário para respostas imunitárias Th2 do que as pessoas de natureza fria, e em concordância com a opinião dos profissionais de TIM de que a EM, que é uma doença autoimune mediada por Th1, é mais prevalente em pessoas de natureza fria do que em pessoas de natureza quente. De acordo com a TIM, a média de *Mizadj* indicou que os grupos A e C têm uma taxa mais elevada de desvio do sistema imunitário para respostas Th2 (Tabela 4-2). Os grupos A e C eram mais saudáveis em comparação com o grupo B, enquanto que uma caraterística marcante na patogénese da EM é uma mudança na proporção de células Th para células do fenótipo Th1, que é acompanhada por uma produção anormal de citocinas (Link, 1994; Navikas & Link, 1996). Estes resultados estão de acordo com as complicações relacionadas com a dominância da natureza Quente ou Fria, e indicam que a intensidade do Calor/Frio da natureza é maior nos grupos A e C do que no grupo B. No que diz respeito aos efeitos de Calor/Frio nos doentes com EM dos grupos A e C, é muito possível que as substâncias de natureza quente também tenham esse efeito, porque as substâncias de natureza quente, tais como os óleos co-suplementados e a dieta de natureza quente, aceleram o Calor da natureza e as substâncias de natureza fria aceleram o Frio da natureza nos doentes.

Por conseguinte, prestar a devida atenção à natureza da dieta dos doentes pode ser importante para o tratamento das suas doenças e para prevenir a sua aceleração. Por exemplo, numa pessoa que sofra de uma doença autoimune com um desvio para as respostas imunitárias Th1 (como a esclerose múltipla), o consumo de alimentos naturais quentes pode ser útil porque pode acelerar o calor da natureza e o desvio para as respostas imunitárias Th2 nos grupos A e C, enquanto o consumo de alimentos naturais frios agrava a sua doença (Tabela 4-4). Isto significaria um menor desvio para as respostas imunitárias Th1 e poderia levar a uma redução da gravidade da doença no grupo A. Além disso, as mulheres são dominadas duas vezes mais do que os homens por alimentos de natureza fria, o que confirma que as doenças auto-imunes são mais comuns nas mulheres do que nos homens (como a esclerose múltipla) (Mirzaei, 2007).

À semelhança de muitas doenças auto-imunes, as mulheres correm um risco acrescido de desenvolver EM. No Irão, o rácio entre mulheres e homens é superior a 3:1 (Fórum Iraniano de EM). Em suma, a confirmação da importância do calor ou do frio dos alimentos, defendida por muitas teorias médicas tradicionais, pode ser uma das outras conclusões do presente estudo.

5-2 Avaliação das pontuações clínicas em três grupos de ensaio

Este estudo comparou os efeitos das intervenções dietéticas nas medidas de EDSS em doentes com EM que estavam a receber uma terapêutica modificadora da doença constante. Ao fim de 6 meses, os parâmetros EDSS eram significativamente melhores nos grupos de casos em comparação com o grupo do azeite, e os grupos (A e C) sentiam-se física e emocionalmente mais saudáveis (Tabela 4-2). A tendência a favor do grupo A manteve-se no EDSS e na pontuação funcional até ao final do estudo para todas as medições. Os resultados (Quadros 4-2 e 4-3) significam que os óleos co-suplementados com ou sem dieta natural quente utilizados no nosso estudo podem ter um efeito terapêutico na EM. Atualmente, não existe nenhum fármaco ou outra terapia que possa conferir uma remissão prolongada da EM e os agentes terapêuticos são apenas parcialmente eficazes. Os seus efeitos benéficos a longo prazo são incertos e têm sido relatados efeitos secundários frequentemente prejudiciais (Johnson et al, 1995; Filippini et al, 2003). No tratamento da EM, as estratégias podem ser agudas ou a longo prazo. Durante a recaída, o objetivo do tratamento é reverter a incapacidade neurológica, atrasar o agravamento da disfunção neurológica e restaurar a função normal. Isto contrasta com o objetivo do tratamento a longo prazo, que é diminuir as recaídas (gravidade e frequência) e parar a progressão da incapacidade (Weinshaker & Mowzoon, 2006). A principal diferença detectada neste ensaio foi a maior taxa de redução das recidivas clínicas nos grupos A e C. Esta tendência foi observada de forma global altamente significativa, sem a avaliação estatística da diferença entre os grupos. Como resultado, as três dietas podem ter potencial para melhorar a perceção do paciente sobre a carga física e emocional da doença em pacientes com EM, embora os efeitos das dietas de ambos os casos tenham emergido como uma intervenção mais eficiente.

5-3 Avaliação imunológica

No nosso estudo, o ensaio imunológico confirmou os resultados dos exames clínicos. Uma caraterística marcante da patogénese da EM é uma mudança na proporção de células Th para células do fenótipo Th1, que é acompanhada por uma produção anormal de citocinas (Link, 1994; Navikas & Link, 1996). O eixo Th17 também foi examinado neste estudo (figura 5-1). A literatura atual sugere que a imunidade Th17 desempenha um papel importante nas doenças auto-imunes, na esclerose múltipla e que o bloqueio desta rede de citocinas protege contra as doenças auto-imunes (McKenzie et al, 2006; Harrington et al 2005; Park et al, 2005). Avaliámos vários parâmetros imunológicos. Foram observadas diferenças significativas na concentração das citocinas IL-4, ***IFN-γ*** e IL-17 nos três grupos de ensaio, embora se tenham observado certas tendências para um efeito anti-inflamatório mais forte nos grupos A e C. Os resultados mostraram uma forte tendência para um aumento da produção de IL-4 nos grupos A e C. Além disso, foi observada uma diminuição significativa de IL-17 e ***IFN-γ*** no grupo A, enquanto durante o estudo foram observados aumentos significativos de ***IFN-γ*** e IL-17 no grupo B após 6 meses de intervenção (Tabela 4-4).

Os resultados mostram que a intervenção bloqueia a expressão da citocina IL -17 no grupo A. Estes resultados estão de acordo com as complicações relacionadas com a dominância da natureza quente ou fria. O estudo atual revelou que os óleos de sementes de cânhamo e de onagra co-suplementados e a dieta de natureza quente tiveram um efeito de redução da citocina Th1 (***IFN-γ***) e da citocina Th17 (IL-17), mas aumentaram a citocina Th2 (IL-4) (Tabela 4-4), e visam este mecanismo-chave da doença e funcionam como tratamentos aprovados.

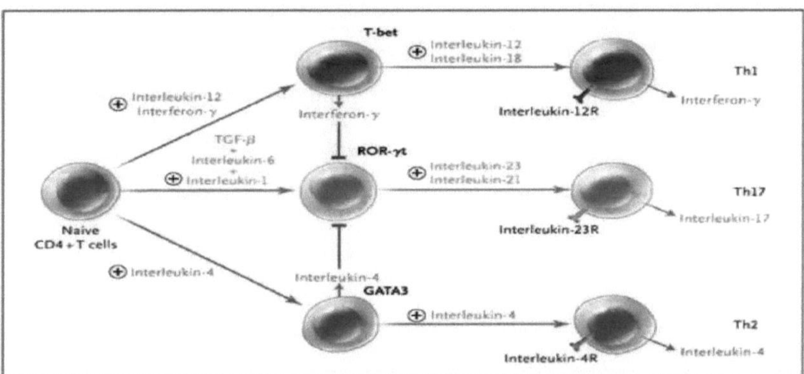

Figura 5-1: As células T ou linfócitos T pertencem aos linfócitos, que desempenham um papel central na imunidade mediada por células.

O IFN-β 1b foi o primeiro agente a demonstrar uma eficácia clínica significativa em doentes com EMRR (Party et al, 1993). Parece que o IFN-β 1b tem um efeito de regulação negativa nas citocinas Th1 e Th2, enquanto o IFN-βία causa uma mudança do perfil de citocinas para o fenótipo Th2. O IFN-βία aumenta a produção de citocinas anti-inflamatórias IL-4 e IL-10 e o IFN-β 1b diminui a produção da citocina pró-inflamatória ***IFN-γ*** (Sasa Sega et al, 2004).

A IL-4 é produzida por macrófagos activados e por alguns linfócitos. As duas principais actividades da IL-4 são a inibição da produção de IL-12 e TNF (Imitola et al, 2005). Tem muitas funções biológicas, incluindo a estimulação da proliferação de células B e T activadas e a diferenciação de células T em células Th2. É um regulador essencial da imunidade humoral e adaptativa. A IL-4 induz a mudança de classe de células B para IgE e a produção excessiva de IL-4 está associada a alergias (Imitola et al, 2005).

(Shahabi et al, 2008) demonstraram que a alergia é caracterizada por um desequilíbrio em relação à resposta Th2; por conseguinte, os resultados actuais sugerem que a alteração dos perfis das citocinas é um mecanismo potencial através do qual a dieta do grupo A pode influenciar as respostas alérgicas e altera o perfil das citocinas que se sabe participarem nas respostas inflamatórias e auto-imunes. Por conseguinte, pode explicar por que razão as terapêuticas que promovem uma mudança de citocinas Th1 para Th2 são benéficas na EM. Todas as terapêuticas aprovadas, para além de muitas das que estão a ser investigadas, parecem ter um papel imunomodulador e anti-inflamatório como principal mecanismo de ação. Os interferões beta e o acetato de glatirâmero estão no topo desta lista (Yong et al, 1998; Rieks et al, 2003; Lindsey, 2005).

Associação entre o EDSS médio e o perfil de citocinas

As evidências apresentaram a presença de associação entre EDSS e concentração de IL-17 e *IFN-γ*, e uma correlação inversa significativa entre EDSS e IL-4 em pacientes. O nosso estudo demonstrou um aumento da expressão de IL-4 em doentes com EMRR.

Isto significaria um menor desvio para as respostas imunitárias Th1 e pode levar a uma redução da gravidade da doença nos doentes do grupo A. Em concordância com o aumento das citocinas do rácio Th2/Th1 (*Mizadj*), os parâmetros EDSS foram significativamente melhores no grupo A e os doentes sentiram-se física e emocionalmente mais saudáveis (Tabela 4-4b). Neste estudo, o ensaio imunológico confirmou os resultados dos exames clínicos. Além disso, indicou que os doentes tinham uma taxa mais elevada de desvio do sistema imunitário para as respostas Th2 (respostas alérgicas) e eram mais saudáveis em comparação com a linha de base, enquanto uma caraterística marcante na patogénese da EM é uma mudança na proporção de células Th para células Th1. A principal diferença detectada neste ensaio foi a maior redução da taxa de recaídas no grupo A.

5-4 Avaliação bioquímica

Estudos actuais encontraram níveis reduzidos de PUFAs ω3 e ω6 nos glóbulos vermelhos, plasma e tecido adiposo de doentes diagnosticados com EM, e uma carência de PUFAs na dieta pode ser um fator de risco na EM (Holman et al, 1989). Em combinação, as alterações na produção de citocinas podem proporcionar alterações prolongadas nas respostas inflamatórias relativamente aos níveis de reequilíbrio rápido dos AGPI e dos seus metabolitos. Isto sugere que os efeitos dos AGPI da dieta afectam diferencialmente as funções inflamatórias e a produção de citocinas das células mononucleares durante a intervenção. Uma vez que a EM está associada a uma resposta inflamatória activada, os AGPI ω3 podem suprimir a produção de ***IFN-γ***, IL e TNF em indivíduos com EM (Gallai et al, 1995).

Podem ser encontrados níveis muito elevados de AG e lípidos em dois componentes estruturais: a membrana neuronal (cerca de 50%) e a bainha de mielina (cerca de 70%) e uma elevada proporção de lípidos (70-85%) (Morell & Quarles, 1999). Além disso, a BHE (barreira hemato-encefálica) é fundamental para a biodisponibilidade dos ácidos gordos essenciais (AGE) e dos AGPI do cérebro (Yehuda et al, 2005).

Utilizando a análise cromatográfica do perfil lipídico, confirmámos o aumento significativo esperado da taxa de AGPI nos glóbulos vermelhos nos grupos de casos (A e C), enquanto no grupo B não é significativo durante o estudo (Quadro 4-5). Além disso, a taxa de AGPI aumentou com os benefícios do EDSS e da pontuação funcional na última visita. Este resultado deve-se provavelmente à remielinização que ocorre durante as fases iniciais da doença, ao passo que esta é rara em fases mais avançadas (Lassmann et al, 1997). Sugere-se que os compostos dietéticos, como os PUFAs, podem apoiar este processo (Di Biase & Salvati, 1997). As estimativas actuais do rácio ω6/ω3 PUFAs nos países desenvolvidos são tão baixas como 1:25, com recomendações ao público de que deveria ser muito mais elevado (Delaleu et al, 2008).

No nosso estudo, encontrámos um efeito benéfico da formulação combinada de óleo de semente de cânhamo e óleo de onagra, porque, quando o rácio de PUFAs ω6/ω3 atinge 1:4 ou mais, isso é uma inibição competitiva da conversão do ácido dihomo-gama-linolénico (DGLA) em ácido araquidónico (AA), resultando em mais prostaglandina E1 anti-inflamatória (PGE1) (Milijanovic et al, 2005).

O rácio HSO / EPO neste estudo é de 9:1 (o rácio 8:2 é melhor, o que é considerado ótimo para a saúde humana) (Pruthi et al, 2010; Jantti et al, 1989). O AA é um precursor da prostaglandina E2 (PGE2) pró-inflamatória e pró-agregadora, enquanto o ácido eicosapentanóico (EPA) é um precursor da PGE3 anti-inflamatória, enquanto o GLA e o DGLA são precursores da PGE1 anti-inflamatória. O GLA é produzido no organismo a partir da dessaturação do LA pela reação catalisada pela enzima delta-6-desaturase (D6D). A atividade da D6D, que se tornou prejudicada pelo envelhecimento, infecções virais, consumo elevado de álcool, níveis elevados de colesterol, pressão arterial elevada, radiação, hormonas relacionadas com o stress, factores nutricionais (deficiências de zinco, magnésio, biotina, vitaminas: C, B6, B3 e níveis excessivos de ácidos gordos trans), diabetes (Horrobin, 1990&1992), deficiências genéticas (enzimas D5D e D6D inactivas) (Bates et al, 1988). O GLA é rapidamente alongado em DGLA pela enzima elongase. A reação catalisada pela enzima delta-6-desaturase é a reação mais lenta na via metabólica do AL e é considerada como um passo limitador da taxa. As dessaturases catalisam a síntese de PUFAs que são incorporados nas membranas celulares, afectando assim a permeabilidade e as propriedades funcionais das células. A delta-5 dessaturase (D5D) e a delta-6 dessaturase (D6D), duas enzimas necessárias para a síntese de LC-PUFA em mamíferos (Nakamura e Nara, 2004). A presença notável de GLA e SDA nos óleos HS e EP, tipicamente num rácio ω6/ ω3 favorável de 2:1, permite que este passo enzimático com D6D seja eficientemente contornado (Okuyama et al, 1997), pelo que a concentração de D6D diminuiu significativamente nos grupos A e C, enquanto o grupo B mostrou uma concentração não significativa de D6D.

Ao considerar o papel inflamatório das PLA2 secretoras (sPLAs), os fosfolípidos constituem aproximadamente 40%, 60% e 90% do total de lípidos na mielina, nos eritrócitos e nas mitocôndrias, respetivamente, que desempenham um papel na estrutura da dupla bio-membrana (Laule et al, 2007; DiMauro & Hirano, 2005). O metabolismo dos PUFA nos fosfolípidos membranares é rigorosamente controlado pela PLA2 e pelas aciltransferases, conhecido como o "ciclo de desacilação-reacilação" (Sun et al, 2004). Existem amplas evidências do envolvimento da PLA2 secretora (sPLA2) em diversas condições inflamatórias, implicando quase todas as membranas em qualquer órgão do corpo (como a mielina, os eritrócitos e as mitocôndrias) (Yedgar et al, 2006). A superfamília PLA2 hidrolisa os fosfolípidos para libertar ácidos gordos livres e lisofosfolípidos, alguns dos quais podem mediar a inflamação e a desmielinização, características da doença autoimune do SNC, a EM (Kalyvas et al, 2009). Os níveis médios de sPLA2 foram aumentados 6 vezes na urina de doentes com EM com doença ativa e 4 vezes nos doentes em remissão, independentemente da terapia imunomoduladora (Cunningham et al, 2006). Assim, a PLA2 poderia servir de ponto de convergência na indução da patologia da EM porque pode ser induzida por uma variedade de quimiocinas e citocinas presentes no SNC nas fases iniciais destas doenças e porque os seus produtos metabólicos medeiam tanto a inflamação como a desmielinização (Kalyvas & Samuel, 2004). Assim, a inibição de PLA2 específica e de níveis elevados de citocinas inflamatórias Th1 pode representar novas estratégias terapêuticas contra estas doenças. Verificámos que o nível sérico elevado da atividade da PLA2 nos doentes (linha de base), que pode dever-se ao aumento da hidrólise dos fosfolípidos da membrana pela PLA2, é uma resposta precoce bem conhecida à lesão dos tecidos em todos os sistemas orgânicos, incluindo a mielina no sistema nervoso, os eritrócitos e as mitocôndrias, etc. Após o estudo, a concentração de sPLA2 diminuiu significativamente nos grupos A e C e as concentrações estimadas de sPLA2 e D6D estavam ambas inversamente correlacionadas com os níveis de PUFAs (Quadro 4-5). O grupo B apresentou uma diminuição não significativa das concentrações de sPLA2.

Os resultados acima referidos implicam que, em comparação com o azeite, os óleos co-suplementados com a dieta Hot-nature produziram uma redução significativa dos sintomas e sinais clínicos, e a saúde e o bem-estar geral dos pacientes melhoraram, talvez devido a evidências de base mais elevada de AGPI no tecido periférico (glóbulos vermelhos) e talvez no tecido cerebral e mitocondrial, etc. Estes resultados apoiam a hipótese de anomalias dos ácidos gordos essenciais na esclerose múltipla e indicam que o problema pode muito bem ser a conversão dos ácidos gordos essenciais em ácidos gordos poli-insaturados, como sugerido inicialmente.

Além disso, é importante notar que a suplementação com PUFAs pode exigir uma ingestão adicional de vitamina E para evitar o aumento da peroxidação dos lípidos das membranas (Meydani, 1991). Embora a quantidade total de tocoferóis do óleo de sementes de cânhamo seja elevada, entre 80 e 110 mg/100 g, sendo o γ-tocoferol o principal tocoferol (85%) que apresenta propriedades antioxidantes potentes para eliminar os radicais livres (Matthaus & Brühl , 2008). Uma vez que os AGS são altamente susceptíveis à peroxidação, um aumento da ingestão destes agentes sem proteção anti-oxidante pode produzir o efeito indesejável de diminuir o CMF através de reacções de reticulação peroxidativa na membrana celular (Slater, 1982). A teoria dos "radicais livres" do envelhecimento (Barber & Bernheim, 1967) está de acordo com o facto de a peroxidação lipídica conduzir a uma diminuição do CMF (Vladimirov et al, 1980).

Devemos ter em atenção que os óleos co-suplementares são géneros alimentícios e não actuam tão rapidamente como a maioria dos medicamentos, pelo que quaisquer efeitos demorarão algum tempo a aparecer. De acordo com a nossa experiência, a maioria dos indivíduos que respondem à toma de um suplemento, normalmente, apresentam benefícios visíveis no prazo de um ou dois meses. O período experimental mínimo deve ser de pelo menos seis meses, uma vez que os estudos demonstraram que são necessárias 10 a 12 semanas para que os níveis de AGPI nas membranas das células cerebrais regressem aos níveis normais após uma deficiência prolongada (Bourre et al, 1988). O HSO contém fitoesteróis, terpenos e tipos de tocoferol que não só apresentam propriedades antioxidantes potentes para eliminar os radicais livres, como também podem atuar em vias de sinalização específicas para regular as respostas inflamatórias (Matthaus & Brühl, 2008; Oomah et al, 2002; Hendriks et al, 1978; Nissen et al, 2009).

O CMF é um parâmetro crucial para a manutenção da função celular. Alterações no CMF são observadas em vários processos patológicos e a normalização do CMF nessas doenças pode ser terapêutica (Dobretsov et al, 1977; Schroeder et al, 1976), a disponibilidade de receptores de membrana (Knazek & Liu, 1979) e eventos que ocorrem durante o ciclo celular (Lai et al, 1980). A atividade das enzimas associadas à membrana aumenta em membranas quase fluidas (Dobretsov et al, 1977). A taxa de renovação dos lípidos da mielina depende da idade, sendo a taxa de renovação muito lenta durante o envelhecimento, e a taxa de reparação das secções danificadas da mielina é correspondentemente mais lenta (Ando et al, 2003). Finalmente, o índice de fluidez da membrana ou CMF é um denominador comum para os vários efeitos dos vários PUFAs e rácios ω6/ω3 (Yehuda, 2003; Yehuda et al, 2000).

É mais uma prova da importância da nossa intervenção dietética, uma vez que nenhuma perturbação da EM ocorre durante a parte primária da vida e os indivíduos com EM desenvolvem esta doença no período da sua vida que acompanha as mudanças dramáticas na sua dieta. Neste estudo, analisámos os AG totais dos glóbulos vermelhos em três grupos de doentes com EM na linha de base e 6 meses após a intervenção. Nos grupos (A e C) de doentes, verificámos um aumento dos ácidos gordos essenciais e dos ácidos gordos polinsaturados nas membranas das hemácias, ao passo que a análise da composição dos ácidos gordos polinsaturados das membranas dos eritrócitos dos doentes com esclerose múltipla do grupo B revelou uma diminuição dos ácidos gordos polinsaturados e um aumento dos níveis de ácidos gordos saturados (Quadro 4-6).

O aumento do rácio EFAs / UEFAs ou PUFAs /SFAs está de acordo com a diminuição do EDSS, que foi significativamente melhor nos grupos A e C em comparação com o grupo B. Sugere-se que os óleos de sementes de cânhamo e de onagra co-suplementados têm um equilíbrio saudável de ácidos gordos ω6/ ω3 (2:1). Esta intervenção leva a modular a composição global dos ácidos gordos das membranas e pode ajudar a reduzir o risco de EM.

As alterações nas proporções das várias classes de ácidos gordos no nosso estudo mostraram que o grupo A de doentes com esclerose múltipla tinha valores significativamente melhores em comparação com os grupos C e B.

Além disso, os aumentos de AGS e/ou AGMI têm sido relatados como substituindo as deficiências de AGPI da membrana plasmática e/ou das hemácias (Holman et al,

1989; Navarro & Segura 1989), e este facto está completamente presente neste ensaio.

5-6 Avaliação das enzimas hepáticas

Embora saibamos que os óleos co-suplementados são um suplemento alimentar natural, para avaliar a toxicidade dos óleos co-suplementados, testámos o efeito de três dietas nos marcadores de disfunção hepática (concentrações de AST, ALT e GGT). O fígado é o órgão responsável pela síntese do plasma, pela desintoxicação dos medicamentos e pela digestão. Existem poucos estudos sobre a relação entre a EM e os marcadores hepáticos. As enzimas hepáticas com tratamento de interferão-eib elevaram-se (Gultuna et al, 2008), pois o fígado é o órgão responsável pela síntese plasmática, desintoxicação de fármacos e digestão. Encontrámos uma relação inversa entre o suplemento alimentar e os marcadores de inflamação sistémica (AST, ALT e GGT), particularmente em dois grupos (A e C) de doentes com EM (Tabela 4-7).

Os resultados mostraram que as actividades plasmáticas de ALT diminuíram significativamente no grupo C e ambos os parâmetros (AST e SGPT) no grupo A. No entanto, no grupo B, registou-se um aumento significativo das actividades plasmáticas de GGT, AST e ALT. Isto sugere que as composições de óleos co-suplementados como alimento funcional, provavelmente antioxidantes dietéticos, poderiam proteger contra a inflamação, diminuindo as concentrações de AST, ALT e GGT, principalmente em pacientes de risco.

Em conclusão, a seleção qualitativa de alimentos com base na sua capacidade antioxidante total (TAC) foi uma abordagem útil e eficaz para demonstrar que, para além da quantidade, a qualidade de certos grupos de alimentos pode ser crucial para diminuir a inflamação hepática e sistémica em doentes com EM. Em conclusão, as dietas com uma elevada capacidade antioxidante total (TAC) podem modificar o stress oxidativo, a inflamação de baixo grau ou a disfunção hepática, todos eles factores de risco para os doentes com EM.

Efeitos secundários

Uma vez que os óleos de sementes de cânhamo e de onagra são um suplemento alimentar natural, os efeitos secundários são muito raros. Ocasionalmente, em doses mais elevadas, 10 g ou mais, ou nalgumas pessoas sensíveis, o óleo de onagra foi associado a estearreia. Na nossa avaliação de 100 pacientes, tivemos apenas 3 (2%) com esta queixa. O óleo de onagra tem poucos efeitos secundários conhecidos. É geralmente recomendado que as mulheres grávidas não tomem óleo de onagra, porque pode alterar a composição do leite materno.

5-7 Conclusão

Quanto às propriedades benéficas desta intervenção, podem ter propriedades profilácticas e terapêuticas em doentes com esclerose múltipla, afetar a composição dos ácidos gordos dos fosfolípidos das membranas, aumentar as concentrações de PUFAs nas membranas dos glóbulos vermelhos, provavelmente reparar as membranas mitocondriais e da mielina. Os óleos co-suplementados podem ser administrados isoladamente ou durante o tratamento com medicamentos sintéticos para permitir a redução do nível de dose destes últimos, e podem ser administrados por via oral. A confirmação da importância do calor ou do frio dos alimentos é defendida por muitas teorias médicas tradicionais, talvez uma das outras conclusões do presente estudo. A intervenção dietética de natureza quente com óleos de sementes de cânhamo e de onagra co-suplementados provoca um aumento dos AGPI em doentes com EM e uma melhoria na composição dos ácidos gordos da membrana dos eritrócitos, podendo ser uma indicação de reservas plasmáticas restauradas e um reflexo da redução da gravidade da doença.

5-8 Limitações

A duração limitada da intervenção, causada por limitações orçamentais, e o consumo dos óleos co-suplementados sob a forma de xarope são outros factores importantes. Por conseguinte, não poderíamos encapsular o suplemento para consumo dos doentes através de um revestimento ou membrana protetora. A elevada prevalência de desistências neste estudo é causada pelos parâmetros mencionados. A dieta não controlada é o outro fator de confusão importante.

5-9 Direcções futuras

1. Recomendamos a realização de estudos prospectivos sobre a utilização de óleos de semente de cânhamo e de onagra co-suplementados (a proporção 8:2 é a melhor, considerada óptima para a saúde humana), isoladamente ou em conjunto com diferentes medicamentos sintéticos de terapia imunomoduladora (que podem ter efeitos sinérgicos entre si), durante períodos mais longos, em doentes com EMRR.

2. Os resultados sugerem fortemente que os óleos co-suplementados e os óleos dietéticos e co-suplementados, que contribuem para a variabilidade inter-individual dos níveis séricos de ILs, podem afetar positivamente não só a atividade da D-6-desaturase mas também da D-5-desaturase.

3. Os nossos resultados beneficiariam de uma replicação com uma influência do co-suplemento na transcrição do gene FADS2 de doentes com EMRR.

4. Paralelamente aos dados que mostraram uma influência da co-suplementação no nível de FADS2, os nossos resultados também fornecem uma justificação para a realização de estudos funcionais adicionais sobre o gene FADS1 e FADS2 em todos os grupos de doentes com EM e adultos saudáveis.

5. A suplementação da dieta com ácidos gordos essenciais de fontes como as sementes de cânhamo e o óleo de onagra pode prevenir várias doenças inflamatórias.

6. É provável que existam correlações entre a esclerose múltipla e uma elevação dos níveis de delta-6 dessaturase demonstrada em doentes com soro.

7. A perda de atividade e de expressão das desaturases delta-6 com sublinha a importância de suplementar as dietas com óleos de sementes de cânhamo e de onagra co-suplementados para evitar carências, complicações metabólicas ou doenças.

8. Para aumentar os benefícios dos óleos co-suplementados de sementes de cânhamo e de onagra, deve ser tomado um regime de suplementos, tais como Mg, Zn, vitaminas: B6, B3 e C, deve ser tomado. Estes suplementos são importantes factores reguladores da enzima d-6-desaturase.

9. É provável que as alterações da biologia lipídica identificadas na EM possam ser relevantes para outras doenças psiquiátricas e, de um modo mais geral, para outras doenças neurodesenvolvimentais e neurodegenerativas.

10. Para além das medidas de resultados clínicos, os estudos futuros devem incorporar medidas de resultados adicionais relacionadas com o metabolismo lipídico, tais como a medição das actividades enzimáticas (por exemplo, fosfolipases) e a análise de EFA.

11. Este estudo também estabeleceu a necessidade de um estudo sobre a segurança e a eficácia a longo prazo deste óleo co-suplementado numa população maior. Os efeitos observados nas concentrações de citocinas e nas concentrações de enzimas (D-6-desaturase, sPLA2) nos doentes com EMRR também têm de ser examinados em estudos futuros, utilizando dietas cuidadosamente controladas em populações adequadamente seleccionadas.

12. O nosso presente estudo não compara as alterações observadas com o tratamento co-suplementado com óleos de sementes de cânhamo e de onagra com outros agentes terapêuticos imunomoduladores tópicos disponíveis, como os esteróides; estas comparações directas podem valer a pena em estudos futuros.

13. São claramente indicados mais estudos para otimizar a dosagem e as formulações que são maximamente eficazes.

14. Os dados apresentados indicam coerentemente que os óleos de semente de cânhamo e de onagra tomados em conjunto podem proteger o cérebro da desmielinização e estimular a remielinização, sendo, por conseguinte, novos instrumentos terapêuticos promissores para o tratamento clínico da esclerose múltipla.

15. Acreditamos que os nossos resultados actuais fornecem provas convincentes para apoiar a noção de que os óleos de semente de cânhamo e de onagra co-suplementados e a dieta Hot-nature têm o potencial de ser uma modalidade terapêutica conservadora para a EM.

Até à data, todas as terapias aprovadas para a EM, para além de muitas das que estão a ser investigadas, parecem ter funções imunomoduladoras e anti-inflamatórias como principal mecanismo de ação. No entanto, um objetivo terapêutico importante durante a lesão do SNC causada por doenças desmielinizantes como a EM é desenvolver métodos para promover a remielinização. O objetivo desta investigação foi identificar um novo agente terapêutico e protetor e uma dieta correcta baseada na Medicina Tradicional Iraniana (MT) para doentes com EM.

Glossário:

Doença autoimune - uma doença em que o sistema de defesa do corpo funciona mal e ataca uma parte do próprio corpo em vez de um corpo estranho.

Barreira hemato-encefálica - uma membrana que controla a passagem de substâncias do sangue para o sistema nervoso central.

Citocinas - substâncias químicas potentes segregadas pelas células T. As citocinas são um fator importante na produção de inflamação e são promissoras como tratamentos para a EM.

Desmielinização - danos causados à mielina por ataques recorrentes de inflamação. A desmielinização acaba por resultar em cicatrizes no sistema nervoso, chamadas placas, que interrompem a comunicação entre os nervos e o resto do corpo.

Encefalomielite alérgica experimental (EAE) - uma doença crónica do cérebro e da espinal medula semelhante à EM, induzida pela injeção da proteína básica da mielina em animais de laboratório.

Fadiga - cansaço que pode acompanhar a atividade ou persistir mesmo sem esforço.

Imunossupressão - supressão das funções do sistema imunitário. Muitos dos medicamentos que estão a ser investigados para o tratamento da EM são imunossupressores.

Interferões - citocinas pertencentes a uma família de proteínas antivirais que ocorrem naturalmente no organismo. O interferão gama é produzido pelas células do sistema imunitário, aumenta o reconhecimento dos antigénios pelas células T e provoca o agravamento dos sintomas da EM. O interferão alfa e beta exercem provavelmente um efeito supressor no sistema imunitário e podem ser benéficos no tratamento da EM.

Lesão - uma alteração anormal na estrutura de um órgão devido a doença ou lesão.

Ressonância magnética (MRI) - uma técnica de exame não invasiva que permite aos investigadores ver e seguir as lesões de EM à medida que estas evoluem.

Mielina - uma camada de gordura que isola as fibras das células nervosas no cérebro e na medula espinal, a mielina facilita a transmissão suave e de alta velocidade das mensagens electroquímicas entre estes componentes do sistema nervoso central e o resto do corpo. Na EM, a mielina é danificada através de um processo conhecido como desmielinização, que resulta em sinais distorcidos ou bloqueados.

Proteína básica da mielina (MBP) - um dos principais componentes da mielina. Quando ocorre a degradação da mielina (como na EM), a MBP pode frequentemente ser encontrada em níveis anormalmente elevados no líquido cefalorraquidiano do doente. Quando injectada em animais de laboratório, a MBP induz a encefalomielite alérgica experimental, uma doença crónica do cérebro e da medula espinal semelhante à EM.

Oligodendrócitos - células que produzem e mantêm a mielina.

Placas - áreas irregulares de inflamação e desmielinização típicas da EM, as placas interrompem ou bloqueiam os sinais nervosos que normalmente passariam pelas regiões afectadas pelas placas.

Recetor - uma proteína na superfície de uma célula que permite que a célula identifique os antigénios.

Espasticidade - contracções musculares involuntárias que provocam espasmos e rigidez. Na EM, esta condição afecta principalmente os membros inferiores.

Células T - células do sistema imunitário que se desenvolvem na glândula timo. Os resultados sugerem que as células T estão implicadas na destruição da mielina.

Matéria branca - fibras nervosas que são o local das lesões da EM e que estão subjacentes à matéria cinzenta do cérebro e da medula espinal.

Referências:

Abbas AK, Lichtman AH (2003) Cellular and molecular immunology,5 ed., Philadelphia. *Philadelphia: Saunders*.

Abduvaliev AA (2003) Visões modernas sobre a teoria da natureza (Mizadj) de ibn sina na medicina. *Lik Sprava ;* 3-4:102-105.

Adderley SR, Fitzgerald DJ (1999) A lesão oxidativa dos cardiomiócitos é limitada pela indução da ciclo-oxigenase-2 mediada por cinases 1/2 reguladas extracelularmente. *J. Biol. Chem*. 274.

Adkins B, Bu Y, Guevara P (2001) The generation of th memory in neonates versus adults: Prolonged primary Th2 effector function and impaired development of th1 memory effector function in murine neonates. *J Immunol* 166: 918-925.

Ando S, Tanaka Y, Toyoda Y, Kon K (2003): Turnover dos lípidos da mielina no cérebro envelhecido. *Neurochem Res* 28: 5-13.

Andreoli VM, Cazzullo CL (1969) Plasma and platelet phospholipids in multiple sclerosis patients. *Ciências da Vida* 8: 327-334.

Aragona P, Bucolo C, Spinella R, Giuffrida S, Ferreri G (2005) Systemic omega-6 fatty acid treatment and PGE1 tear content in Sjogren's patients. *Invest Ophthalmol Vis Sci* 46:4474-9.

Arnon R, Aharoni R (2004) Mechanism of action of glatiramer acetate in multiple sclerosis and its potential for the development of new applications.*Proc Natl Acad Sci* USA 101 *SUPPL* 2,14593s-14598s.

Auestad N (2000) Infant nutrition - brain development - disease in later life. *Dev Neurosci* 22: 472-473.

Avicena (2004) O Canhão da Medicina, 6 ed. [Em persa] Teerão: Editora Sorush. [Em persa] Teerão: Editora Sorush.

Balashov KE,Comabella M,Ohashi T,Khoury SJ,Weiner HL(2000) Defective regulation of IFN-gama and IL-12 by endogenous IL-10 in progressive MS. *Neurologia* 55:192-198.

Balboa MA, Varela-Nieto I, Lucas KK, Dennis EA (2002) Expressão e função da fosfolipase A2 no cérebro. *FEBS Lett* 531:12-17.

Bates CE (1988) Racially determined abnormal essential fatty acid and prostaglandin metabolism and food allergies linked to autoimmune, inflammatory, and psychiatric disorders among coastal British Columbia Indians, *Medical Hypotheses* 25:103-409.

Barber AA, Bernheim F (1967) Lipid peroxidation: its measurement, occurrence and signficance in animal tissue. *Adv.Geront.Res* 2: 355-403.

Baron W, Hoekstra D (2010) On the biogenesis of myelin membranes: sorting, trafficking and cell polarity. *FEBS Lett* 584: 1760-1770.

Barre DE (2001) Potential of evening primrose, borage, black currant, and fungal oils in human health. *Ann*

Nutr Metab 45: 47-57.

Baylin A, Ruiz-Narvaez E, Kraft P, e Campos H (2007) Linolenic acid, D6-desaturase (FADS2) gene polymorphism, and the risk of nonfatal myocardial infarction, *Am J Clin Nutr* 85:554-560.

Besler HT, Comoglu S, Okcu Z (2002) Serum levels of antioxidant vitamins and lipid peroxidation in multiple sclerosis (Níveis séricos de vitaminas antioxidantes e peroxidação lipídica na esclerose múltipla). *Nutritional Neuroscience* 5 (3): 215-220.

Besler HT, omoglu S (2003) Lipoprotein oxidation plasma total antioxidant capacity and homocysteine level in patients with multiple sclerosis. *Nutritional Neuroscience,* 6(3): 189196.

Bjartmar C, Trapp BD (2003) Axonal degeneration and progressive neurologic disability in multiple sclerosis (Degeneração axonal e incapacidade neurológica progressiva na esclerose múltipla). *Neurotox Res* 5:157-164.

Bolanos JP, Almeida A, Stewart V, Peuchen S, Land JM, Clark JB, Heales SJ (1997) Nitric oxide-mediated mitochondrial damage inthe brain: mechanisms and implications for neurodegenerative diseases. *J. Neurochem* 68: 2227-2240.

Bourre JM, Durand G, Pascal G, Youyou A(1988) Brain cell and tissue recovery in rats made deficient in n-3 fatty acids by alteration of dietary fat. *J Nutr* 119: 15-22.

Brosnan CF, Canella B, Battistini L, Raine CS (1995) Cytokine localization in multiple sclerosis lesions (Localização de citocinas em lesões de esclerose múltipla). *Neurology* 45 (6): 516-521.

Burdge GC, Jones AE, Wootton SA (2002) Eicosapentaenoic and docosa-pentaenoic acids are the main products of a-linolenic acid metabolism in young men. *Br J Nutr* 88: 355-363.

Burdge GC, Wootton SA(2002) Conversion of a-linolenic acid to eicosapentaenoic, docosapentaenoic and docosahexaenoic acids in young women. *Br J Nutr* 88: 411-420.

Callaway JC(2004) Hempseed as a nutritional resource: An overview. *Euphytica* 140: 65-72.

Callaway JC, Tennil'a T, Pate DW (1997) Ocorrência de ácido estearidónico "*ómega-3*" (ácido *cis*-6,9,12,15-octadecatetraenóico) em sementes de cânhamo (*Cannabis sativa* L.). *J Int Hemp* Assoc 3: 61-63.

Calder P, Zurier R (2001) Polyunsaturated fatty acids and rheumatoid arthritis (Ácidos gordos polinsaturados e artrite reumatoide). *CurrOpin Clin Nutr Metab Care* 4: 115-121.

Cannella B, Raine CS (1995) The adhesion molecule and cytokine profile of multiple sclerosis lesions. *Ann Neurol* 37: 424-435.

Caro AA, Cederbaum AI (2006) Role of cytochrome P450 in phospholipase A2- and arachidonic acid mediated cytotoxicity. *Free Radical Biology & Medicine* 40: 364 - 375

Caro AA, Cederbaum AI (2007) Role of intracellular calcium and phospholipase-A2 in arachidonic acid-induced toxicity in liver cells overexpressing CYP2E1. *Arch Biochem Biophys* 15; 457(2): 252-263.

Caspary EA,Prineas J, Miller H, Field EJ (1965) Platelet stickiness in multiple sclerosis. *Lancet* 2: 1108-1109.

Chiappelli F, Prolo P, Cajulis OS (2005) Investigação baseada na evidência medicina complementar e alternativa i: História. *EvidBased Complement Alternat Med* 2:453-458.

Christie WW (1999) The analysis of evening primrose oil, *Industrial Crops and Products* 10: 73-83.

Cohen BA, Riekmann P (2007) Emerging oral therapies for multiple sclerosis.*Int J Clin Pract* 61: 1922-1930.

Coyle JT, Puttfarcken P (1993) Oxidative stress, glutamate, and neurodegenerative disorders. *Science* 262: 689-695.

Compston A, Coles A (2008) Multiple sclerosis (Esclerose múltipla), *The Lancet* 372:1502-1517.

Cross AH, Manning PT, Stern MK, Misko TP (1997) Evidence for theproduction of peroxynitrite in inflammatory CNS demyelination. *J. Neuroimmunol* 80: 121-130.

Cunningham TJ, Yao L, Oetinger M, Cort L, Blankenhorn EP , Greenstein JI (2006*)* Secreted phospholipase A2 activity in experimental autoimmune encephalomyelitis and multiple sclerosis. *Journal of Neuroinflammation* 3: 26.

Delaleu N, Immervoll H, Cornelius J, Jonsson R (2008) Perfis de biomarcadores no soro e na saliva da Síndrome de Sjogren experimental: associações com manifestações auto-imunes específicas. *Arthritis Res Ther* 10: R22.

De Padua LS, Bunyaprafatsara N, Lemmens RHMJ (1999) Plant Resources of South-East Asia: *Medicinal and Poisonous Plants* 1(12): 167-175.

Di Biase A, Salvati S (1997) Exogenous lipids in myelination and demyelination. *Kaohsiung J. Med. Sci* 13: 19-29.

DiMauro S, Hirano M (2005) Mitochondrial encephalomyopathies: an update. *Neuromuscul. Disord.* 15 (4): 276-286.

Dobretsov GE, Borschevskaya TA, Petrov VA, Vladimirov YA (1977) The increase of phospholipid bilayer rigidity after lipid peroxidation. *FEBS Lett* 84:125-8.

Druzhyna NM, Musiyenko SI,Wilson GL, LeDoux SP (2005) Cytokinesinduce nitric oxidemediated mtDNA damage and apoptosis in oligodendrocytes. Papel protetor da orientação da 8- oxoguanina glicosilase para as mitocôndrias. *J. Biol. Chem.* 280, 21673-21679.

Duke J (1999) Phytochemical Database. Serviço de Investigação Agrícola. www.arsgrin.gov/cgi- bin/duke/.

Ebers GC, Sadovnick AD,Risch NJ (1995) Agenetic basis for familial aggregation in multiple sclerosis.Canadian Collaborative Study Group. *Natureza* 377:150-151.

Elenkov IJ, Wilder RL, Chrousos GP, Vizi ES (2000) The sympathetic nerve: Uma interface integrativa entre dois supersistemas. O cérebro e o sistema imunitário. *Pharmacol Rev* 52:595-638.

Emerit J, Edeas M, Bricaire F (2004) Neurodegenerative diseases and oxidative stress. *Biomed. Pharmacother* 58: 39-46.

Esparza ML, Sasaki S, Kesteloot H (1995) Nutrition, latitude, and multiple sclerosis mortality: an ecologic study. *Am. J. Epidemiol* 142:733-737.

Evans PH (1993) Free radicals in brain metabolism and pathology (Radicais livres no metabolismo e na patologia do cérebro). *Bull* 49: 577-587.

Fan YY, Chapkin RS (1998) Importance of dietary glinolenic acid in human health and nutrition? *J. Nutr* 128: 1411-1414.

Farooqui AA, Ong WY, Horrocks LA (2006) Inibidores da atividade da fosfolipase A2 cerebral: seus efeitos neurofarmacológicos e importância terapêutica para o tratamento de perturbações neurológicas. *Pharmacol. Rev* 58:591-620.

Feinstein A (1997) Multiple Sclerosis, depression and suicide (Esclerose múltipla, depressão e suicídio). *Br Med J*; 315: 691-692.

Feng L, Xia Y, Garcia GE, Hwang D, Wilson CB (1995) Involvement of reactive oxygen intermediates in cyclooxygenase-2 expression induced by interleukin-1, tumor necrosis fator-alpha, and lipopolysaccharide. *J Clin Invest* 95:1669-1675.

Filippini G, Munari L, Incorvaia B, Ebers GC, Polman C, D'Amico R ,Rice GP (2003) Interferons in relapsing remitting multiple sclerosis: a systematic review. *Lancet* 361: 545552.

Folch J, Lees M, Sloane-Stanley GH (1957) A simple method for the isolation and purification of total lipids from animal tissues. *J Biol Chem*; 226:497-509.

Fukaura H, Kent SC, Pietrusewicz MJ, Khoury S J, Weiner HL, Hafler, DA (1996) Indução de células Th3 T circulantes secretoras do fator de crescimento transformador específico da proteína mielina e da proteína proteolipídica, através da administração oral de mielina em doentes com esclerose múltipla. *J. Clin. Invest* 98: 70-77.

Gallai V, Sarchielli V, Trequattrini A, Franceschini M, Floridi A, Firenzi C (1995) Cytokine secretion and eicosanoid production in the peripheral blood mononuclear cells of MS patients undergoing dietary supplementation with omega-3 fatty acids.

J Neuroimmunol 56:143-53.

Gaspari M, Roveda G, Scandellari C, Stecchi S (2002) An expert system for the evaluation of EDSS in multiple sclerosis. *Inteligência Artificial em Medicina* 25:187-210

Gattaz WF, Huber CVK, Nevalainen TJ, Thuren T, Kinnunen PKJ (1990) Aumento da atividade da fosfolipase A2 sérica na esquizofrenia: A replication study. *Biol. Psychiat*. 28: 495-501.

Gearing AJH e Thorpe R (1988) The international standard for human interleukin-2. Calibração por estudo colaborativo internacional. *J. Immunol. Methods* 114, 3-9.

Ghadirian P, Jain M, Ducic S, Shatenstein B, Morisset R (1998) Nutritional factors in the etiology of multiple sclerosis: a case-control study in Montreal. *Canadá. Int. J. Epidemiol* 27:845-852.

Glaser R, Kennedy S, Lafuse WP, Bonneau RH, Speicher C, Hillhouse J, Kiecolt-Glaser JK (1990) Psychological stress-induced modulation of interleukin 2 recetor gene expression and interleukin 2 production in peripheral blood leukocytes. *Arch. Gen. Psychiat* 47:707-712.

Goldman R, Ferber E, Zort U (1992) Reactive oxygen species are involved in the activation of cellular phospholipase A2. *FEBS Lett* 309: 190-192.

Goldman R, Moshonov S, Chen X, Berchansky A, Furstenberger G,Zor U (1997) Crosstalk between elevation of [Ca^{2+}]i, reactive oxygen species generation and phospholipase A2 stimulation in a human keratinocyte cell line. *Adv. Exp. Med. Biol.* 433: 41-45.

Gultuna S, Koklu S,Yuksel l,Basar O,Uskudar O(2008) Interferon- β 1 b augments pulse steroid-Associated hepatoxicity -Hepatitis Monthly. *outono* 8(4): 317-318.

Guttmann CRG, Meier DS, Holland CM (2006) Can MRI reveal phenotypes of multiple sclerosis? *Magnetic Resonance Imaging* 24: 475-481.

Haag M (2003) Essential fatty acids and the brain (Ácidos gordos essenciais e o cérebro). *The Canadian Journal of Psychiatry, Can J Psychiatry* 48; No 3.

Hafler DA, Kent SC, Pietrusewicz MJ, Khoury SJ, Weiner HL, Fukaura (1997) A administração oral de mielina induz células T secretoras de TGF-beta 1 específicas do antigénio em doentes com esclerose múltipla. *Ann. N. Y. Acad*, Sci. 835:120-231.

Harrington LE, Hatton RD, Mangan PR (2005) As células T efectoras CD4+ produtoras de interleucina17 desenvolvem-se através de uma linhagem distinta das linhagens T helper tipo 1 e 2. Nat *Immunol* 6: 1123-1132.

Hara S, Kudo I, Chang HW, Matsuta K, Miyamoto T, Inoue K (1989) Purificação e caraterização da fosfolipase A2 extracelular do líquido sinovial humano na artrite reumatoide. *J Biochem* 105: 395-399.

Hassam AG, Rivers JP, Crawford MA (1977a) Metabolism of gamma-linolenic acid in essential fatty acid-deficient rats. *J Nutr* 107: 519-524.

Hassam AG, Rivers JP, Crawford MA (1977b) Potency of gamma-linolenic acid (18:3omega6) in curing essential fatty acid deficiency in the rat. *Nutr Metab* (1):190-192.

Hendriks H, Malingre TM, Batterman S, Bos R (1978) The essential oil of *Cannabis sativa* L. *Pharmaceutisch Weekblad*. 113: 413-424.

Holman R, Johnson S, Kokmen E (1989) Deficiências de ácidos gordos polinsaturados e substituição por ácidos gordos não essenciais nos lípidos plasmáticos na esclerose múltipla.*Proc Natl Acad Sci USA* 86:

4720-4724.

Holt PG, Jones CA (2000) The development of the immune system during pregnancy and early life. *Allergy* 55: 688-697.

Horia E, Watkins BA (2005) Comparison of stearidonic acid and a-linolenic acid on PGE2 production and COX-2 protein levels in MDA-MB-231 breast cancer cell cultures. *Journal of Nutritional Biochemistry* 16: 184- 192.

Horrobin DF (1979) Multiple sclerosis: The rational basis for treatment with colchicine and evening primrose oil. *Medical Hypotheses* 5: 365-378

Horrobin DF (1981) Loss of delta-6-desaturase activity as a key fator in aging. *Medical Hypotheses* 7: 1211-1220.

Horrobin DF (1988) Prostaglandin E1: Physiological signifiance and clinical use. *Wien Klin Wochenschr* 100:471-477.

Horrobin DF (1990) Gamma-linolenic acid: Um intermediário no metabolismo dos ácidos gordos essenciais com potencial como fármaco ético e como alimento. *Rev Contemp Pharmacother1*: 1-45.

Horrobin DF (1992) Nutritional and medical importance of GAMA-Linolenic acid *,prog.lipid Res* 37: 163-194.

Horrobin DF, Bennett CN (1999) Depression and bipolar disorder: relationships to impaired fatty acid and phospholipid metabolism and to diabetes, cardiovascular disease,immunological abnormalities, cancer,ageing and osteoporosis. *Prostaglandins, Leukotrienes and Essential Fatty Acids (Prostaglandinas, Leucotrienos e Ácidos Gordos Essenciais)* 60(4): 217-234.

Huang YS, Smith RS, Redden PR, Cantrill RC, Horrobin DF (1991) Modification of liver fatty-acid metabolism in mice by n-3 and n-6 delta-6-desaturase substrates and products. *Biochim Biophys Ata* 1082: 319-327.

Huang, YS, Mills DE (1995) Linolenic Acid. Metabolism and its Roles in Nutrition and Medicine. *AOCS Press, Champaign, IL, USA.*

Huwiler A, feilschifter JP (2009) Lipids as targets for novel anti-inflammatory therapies, *Pharmacology & Therapeutics* 124 :96-112.

Imitola J, ChitnisT, Khoury SJ (2005) Cytokines in multiple sclerosis: from bench to bedside, *Pharmacology & Therapeutics* 106:163- 177.

Iranian MS Forum (2009) Increasing prevalence of MS ,a not resolved puzzle,Disponível em http://www.ms-links.org/2009/03/blog-post-1434.html.

Ishihara K, Komatsu W, Saito H, Shinohara K (2002) Comparison of the effects of dietary alpha-linolenic, stearidonic, and eicosapentaenoic acids on production of inflammatory mediators in mice, *Lipids* 37:481-486.

Jantti J, Nikkari T, Solakivi T, Vapaataloh H, Isomaki H (1989) Evening primrose oil in rheumatoid arthritis: changes in serum lipids and fatty acids. *Annals of the Rheumatic Diseases* 48: 124-127.

Jimenez FJ, de Bustos F, Molina JA, de Andres C, Gasalla T, Orti-Pareja M, Zurdo M, Porta J, Castellano-Millan F, Arenas J & Enriquez de Salamanca R (1998) Cerebrospinal fluid levels of alpha-tocopherol in patients with multiple sclerosis. *Neurosci. Lett.*249, 65-67.

Johnson KP, Brooks BR, Cohen JA, Ford CC, Goldstein J, Lisak RP, Myers LW, Panitch HS, Rose JW, Schiffer RB (1995) Copolymer 1 reduces relapse rate and improves disability in relapsing-remitting multiple sclerosis: results of a phase III multicenter, double-blind placebo- controlled trial. The Copolymer 1 Multiple Sclerosis Study Group. *Neurologia* 45:1268-1276.

Kalman B, Laitinen K, Komoly S (2007) The involvement of mitochondria in the pathogenesis of multiple sclerosis (O envolvimento das mitocôndrias na patogénese da esclerose múltipla). *Journal of Neuroimmunology* 188: 1-12.

Kalyvas A, Baskakis C, Magrioti V, Constantinou-Kokotou V, Stephens D, López-Vales R, Lu Jian-Q, Wee Yong V, Dennis EA, Kokotos G, Samuel D (2009) Differing roles for members of the phospholipase A2 superfamily in experimental autoimmune encephalomyelitis. *Cérebro132* (5):1221-1235

Kalyvas A , Samuel D (2004) Cytosolic Phospholipase A2 Plays a Key Role in the Pathogenesis of Multiple Sclerosis-like Disease. *Neurónio* 41: 323-335.

Kaplan N, Zipes D, Libby P (2001) Heart Diseases. *Philadelphia: Saunders* : 941-971.

Kieseier BC, Hartung HP (2003) Multiple paradigm shifts in multiple sclerosis. *Curr. Opin. Neurol.* 16: 247-252.

Knight JA (1997) Reactive oxygen species and the neurodegenerative disorders. *Ann. Clin. Lab. Sci* 27: 11-25.

Knazek RA and Liu SC (1979) Dietary fatty acids are required for maintenance and induction of prolactin receptors. *Med.Biol.* 162:346-50.

Kornek B, Lassmann H (2003) Neuropatologia da esclerose múltipla: Novos conceitos. *Boletim de Investigação do Cérebro* 61: 321-326.

Kriese U, Schumann E, Weber WE, Beyer M, Br'uhl L, Matthaus B (2004) Oil content, tocopherol composition and fatty acid patterns of the seeds of 51 *Cannabis sativa* L. genotypes. *Euphytica* 137: 339-351.

Kurtzke J (1983) Rating neurologic impairment in multiple sclerosis: an expanded disability status scale (EDSS). *Neurologia* 33:1444-1452.

Kury PG, Ramwell PW, McConnell HM (1974) The effect of PGEl and PGE2 on the human erythrocyte as monitored by spin labels. *Biochem.biophys* 56:478-483.

Lai CS, Hopwood LE, Swartz HM (1980) ESR studies of changes in membrane fluidity of CHO cells during the cell cycle. *Biochim.biophys.Acta* 602:117-126.

Langemann H, Kabiersch A & Newcombe J (1992) Measurement of low-molecular-weight antioxidants, uric acid, tyrosine and tryptophan in plaques and white matter from patients with multiple sclerosis. *Eur. Neurol* 32: 248-252.

Lassmann H, Bruck W, Lucchinetti C , Rodriguez M (1997) Remyelination in multiple sclerosis. *Mult. Scler* 3: 133-136.

Laule C, Vavasour IM, Kolind SH, Li DKB, Traboulsee TL, Moore GRW, MacKay AL (2007) Magnetic Resonance Imaging of Myelin. *The Journal of the American Society* 4: 460484.

Lee Titsworth W, Onifer Stephen M., Liu Nai-Kui, Xu Xiao-Ming (2007) As injecções focais de fosfolipases A2 do grupo III induzem lesões da substância branca cervical e défices funcionais com recuperação retardada concomitantemente com a remielinização das células de Schwann. *Experimental Neurology* 207: 150-162.

Lees A, Mok H, Lees R, McCluskey M, Grundy S (1977) Plant sterols as cholesterol- lowering agents: clinical trials in patients with hypercholesterolemia and studies of sterol balance. *Atherosclerosis* 28: 325-338.

Le'wen A, Matz P, Chan PH (2000) Free radical pathways in CNS injury. *J. Neurotrauma* 17: 871-890.

Li L, Prabhakaran K, Shou Y, Borowitz JL, Isom GE (2002) O stress oxidativo e a indução da ciclo-oxigenase-2 medeiam a apoptose das células corticais induzida por cianeto. *Toxicol Appl Pharmacol* 185: 55-63.

Lin RF, Lin TS, Tilton RG, Cross AH (1993) Óxido nítrico localizado na espinal medula de ratinhos com encefalomielite alérgica experimental: um estudo de ressonância paramagnética eletrónica. *J. Exp. Med* 178: 643-648.

Lindsey JW(2005) EAE:History,Clinical Signs,and Disease Course,in Experimental Models of Multiple Sclerosis(Lavi E and Constantinescu C eds) pp 1-9,*Springer Science + Business* Media,Inc.,New,NY.

Link J (1994) Interferon-gamma, interleukin-4 and transforming growth fator-beta mRNA expression in multiple sclerosis and myasthenia gravis. *Ata Neurol Scand Suppl* 158: 1-58.

Lotti G, Quartacci MF (1990) La distribuzione dell'acido g-linolenico nei fosfolipidi dei semi di *Oenothera biennis* L. *Agrochimica* 34: 243-250.

Lublin F (2005) History of modern multiple sclerosis therapy. *J Neurol* 252.

Lucchinetti C,Bruck W,Parisi J,Scheithauer B,Rodriguez M,Lassmann H (2000) Heterogeneity of multiple sclerosis lesions:implications for the pathogenesis of demyelination. *Ann Neurol* 47:707-717.

Maes M, Song C, Lin A, DeJongh R, VanGastel A, Kenis G (1998a) The effects of psychological stress on humans: Aumento da produção de citocinas pró-inflamatórias e uma resposta do tipo Th1 na ansiedade induzida pelo stress. *Cytokine* 10: 313-318.

Maes M, Song C, Lin A, DeJongh R, VanGastel A, Kenis G (1998b) Immune and clinical correlates of psychological stress-induced production of interferon-Y and IL-10 in humans. In "*Cytokines, Stress and Immunity*": 39-50.

Malini T, Vanithakumari G (1990) Rat toxicity studies with B-sitosterol. *Journal of Ethnopharmacology* 28: 221-234.

Mandel SA, Avramovich-Tirosh Y, Reznichenko L, Zheng H (2005) Actividades multifuncionais das catequinas do chá verde na neuroprotecção. Modulação dos genes de sobrevivência celular, stress oxidativo irredutível e via de sinalização PKC. *Neurosignals* 14(1-2): 46-60.

Mao P, Reddy P H (2010) Será a esclerose múltipla uma doença mitocondrial? *Biochimica et Biophysica Ata* 1802: 66-79.

Masuda S, Murakami M, Mitsuishi M, Komiyama K, Ishikawa Y,Ishii T, Kudo I (2005) Expressão das enzimas fosfolipase A2 secretoras nos pulmões de humanos com pneumonia e a sua potencial função de síntese de prostaglandinas em células derivadas do pulmão humano. *Biochem. J* 387:27-38.

Matthaus B, Brühl L (2008) Óleo virgem de sementes de cânhamo: Um produto de nicho interessante. *Eur. J. Lipid Sci. Technol* 110: 655-661.

Matute C, Alberdi E, Domercq M, Perez-Cerda F, Perez-Samartin A ,Sanchez-Gomez MV (2001) The link between excitotoxic oligodendroglial death and demyelinating diseases. *Trends Neurosci.* 24: 224-230.

Mazza M, Pomponi M, Janiri L, Bria P, Mazza S (2007) Omega-3 fatty acids and antioxidants in neurological andpsychiatric diseases: Uma visão geral. *Progress in NeuroPsychopharmacology & Biological Psychiatry* 31: 12-26

McNamara RK, Carlson SE (2006) Role of omega-3 fatty acids in brain development and function:Potential implications for the pathogenesis and prevention of psychopathology. *Prostaglandins, Leukotrienes and Essential Fatty Acids* ,75; 329-349

McNutt S, Zimmerman TP, Hull SG (2008) Development of food composition databases for food frequency questionnaires (FFQ) *Journal of Food Composition and Analysis* 21: S20- S26.

McKenzie BS, Kastelein RA, Cua DJ (2006) Understanding the IL-23-IL-17 immune pathway (Compreender a via imunitária IL-23-IL-17). *Trends Immunol* 27:17-23.

Merrill JE, Scolding NJ (1999) Mechanisms of damage to myelin and oligodendrocytes and their relevance to disease. *Neuropathol. Appl. Neurobiol* 25: 435-458.

Meydani M (1991) Effect of long-term fish oil supplementation on vitamin E status and lipid peroxidation in women. *J Nutr* 121:484-91.

Meyer MC, Rastogi P, Beckett CS, McHowat J (2005) Phospholipase A2 inhibitors as potential anti-inflammatory agents. *Curr. Pharm. Des* 1:1301-1312.

Michael JJ, Virginia MU, Leslie GC (2003) Metabolismo do ácido estearidónico em seres humanos:

comparação com o metabolismo de outros ácidos gordos n_3. *Am J Clin Nutr*;77:1140- 1145.

Miller DH, Leary SM (2007) Primary-progressive multiple sclerosis. *Lancet Neurol* 6: 903912.

Milijanovic B, Trivedi K, Dana M, Gilbard J, Buring J, Schaumberg D (2005) Relation between dietary n-3 and n-6 fatty acids and clinically diagnosed dry eye syndrome in women. *Am J Clin Nutr* 82:887-93.

Minagar A, Alexander JS (2003) Blood-Brain Barrier disruption in multiple sclerosis (Perturbação da barreira hemato-encefálica na esclerose múltipla). *Mult Scler* 9:540-549.

Miossec P, Korn T, Kuchroo VK (2009) Interleukin-17 and Type 17 Helper T Cells. *N Engl J Med* 361:888-898.

Mirzaei H (2007) Multiple sclerosis. [Em persa]. Documento online em: www.dr.myblog.ir/Post-1256.ASPX. Acedido em 25 de junho.

Moldofsky H, Lue FA, Davidson JR, Gorczynski R (1989) Effects of sleep deprivation on human immune function. *FASEB J 3*: 1972-1977.

Morrell P, Quarles RH (1999) Myelin formation, structure and biochemistry , *Philadelphia*: 69-93.

Moses GSD, Jensen MD, Lue LF, Walker DG, Sun AY, Simonyi A ,Sun GY(2006) Secretory PLA2-IIA: a new inflammatory fator for Alzheimer's disease. *Journal of Neuroinflammation* 3:28.

Nakamura MT, Nara TY (2004) Structure, function, and dietary regulation of delta6, delta5,and delta9 desaturases. *Annu.Rev Nutr* 24: 345-376.

Naseri M (2004) Traditional Iranian Medicine (TIM) and its promotion with guidelines of World Health Organization. *Daneshvar Persian* 52:53-68.

Naseri M, Ardakani MRS (2004) A escola de medicina tradicional iraniana, a definição, a origem e as vantagens. *J Int Soc History Islamic Med* 3:17-21.

National Multiple Sclerosis Socity.About MS: Who gets MS? (2008) Tipo de referência: Relatório. Disponível em www. Nationalmssocity.org/about-mutiple-sclerosis/who-gets-ms

Navarro X, Segura R (1989) Red blood cell fatty acids in multiple sclerosis. *Ata Neurol Scand 79: 32-37.*

Navikas V, Link H (1996) Review: cytokines and the pathogenesis of multiple sclerosis. J Neurosci Res 15: 322-333.

Ness JM,Chabas D,Sadovnik AD.Pohl D,Banwell B,Weinstock-Guttman B (2007) Clinical features of children and adolescents with multiple sclerosis. Neurologia 68: S37-45

Nevalainen TJ, Haapamaki MM, Gronroos JM (2000) Roles of secretory phospolipases A2 in inflammatory diseases and trauma. Biochim Biophys Ata 1488: 83-90

Nicoletti F, Di Marco R, Mangano K, Patti F, Reggio E, Nicoletti A, Bendtzen K,Reggio A (2001) Increased serum levels of interleukin-18 in pationts with multiple sclerosis. Neurology 57:342-344.

Nissen L, Zatta A, Stefanini I, Grandi S, Sgorbati B , Biavati B , Monti A (2009) Caracterização e atividade

antimicrobiana de óleos essenciais de variedades industriais de cânhamo (Cannabis sativa L.) Fitoterapia.

Noponen M, Sanfilipo M, Samanich K, Ryer H.K.G, Angrist B, Wolkin A, Duncan E,e Rotrosen J (1993) Elevated PLA2 activity in schizophrenics and other psychiatric patients. Biol. Psychiat 34: 641-649.

Noseworthy JH,Lucchinetti C,Rodriguez M,Weinshenker BG (2000) Multiple sclerosis.N Engl J Med 343: 938-952.

Ody P (1993) The Complete Medicinal Herbal. Nova Iorque: DK Publication.

Okuyama H, Kobayashi T, Watanabe S (1997) Dietary fatty acidsthe N-6/N-3 balance and chronic elderly diseases. Excesso de ácido linoleico e síndrome de deficiência relativa de N-3 observada no Japão. Prog Lipid Res 3: 409-457.

Oomah BD, Busson M, Godfrey DV, Drover JCG (2002) Characteristic of hemp (Cannabis sativa L.) seed oil. Food Chem 76: 33-43.

*Ott J (1997) Pharmacophilia, or the Natural Paradise. Kennewick, WA: The Natural Products Co:*47-62.

Owens T (2003) The enigma of multiple sclerosis: inflammation and neurodegeneration cause heterogeneous dysfunction and damage. Curr. Opin. Neurol. 16: 259-265.

Papas AM (1996) Determinants of antioxidant status in humans. Lipids 31: S77-S82.

Paradies G, Ruggiero FM, Petrosillo G, Gadaleta MN, Quagliarello E (1994) Effect of aging and acetyl-L-carnitine on the activity of cytochrome oxidase and adenine nucleotide translocase in rat heart mitochondria. FEBS Lett 350: 213-215.

Park H, Li Z, Yang XO (2005) Uma linhagem distinta de células T CD4 regula a inflamação dos tecidos através da produção de interleucina-17. Nat Immunol 6: 1133-1141.

Party DW, Li DKB, Duquette P (1993) Interferon Beta-1B Is Effective in RelapsingRemitting Multiple sclerosis. *Neurology* 43: 662-667.

Pinna A, Piccinini P, Carta F (2007) Effect of oral linolein and gamma-linoleic acid on meibomian gland dysfunction. *Cornea* 26: 260-264.

Pinto F, Brenner T, Dan P, Krimsky M, Yedgar S (2003) Extracellular Phospholipase A2 Inhibitors Suppress Central Nervous System Inflammation, *GLIA* 44:275-282.

Ploman CH, Reingold SC (2005) Diagnostic criteria for multiple sclerosis: 2005 Revisins to the McDonald Criteria. *Ann Neurol* 58: 840-846.

Prat A, Antel J (2005) Patogénese da esclerose múltipla. *Curr Opin Neurol* 18,225-230.

Pringle H (1997) Ice age community may be earliest known nethunters. *Science* 277: 12031204.

Pruthi S, Wahner-Roedler DL, Torkelson CJ (2010) Vitamina E e óleo de onagra para o tratamento da mastalgia cíclica: um estudo piloto aleatório. *Altern Med Rev* 15: 59-67.

Pryse-phillips W, sloka JS (2006) Etiopathogenesis and Epidemiolgy: Clues to Etiology.in:Handbook of multiple sclerosis (cook SD ed). *Taylor & Francis Group Nova Iorque*:1-39.

Riekmann P, Albreht M, Kitze B,Weber T,Tumani H, Broocks A, Luer W, Poser S (1994) Cytokine Mrna levels in mononuclear blood cells from patients with multiple sclerosis.*Neurology* 44:1523-1526.

Rieks M,Hoffmann V,Aktas O,Juschka M,Spitzer I,Brune N,Schimrigk S,Przuntek H,Pohlau D (2003) Indução da apoptose das células T CD4+ pela terapia imunomoduladora da esclerose múltipla com acetato de glatirâmero. *Eur Neurol* 50:200-206.

Rivers JPW, Frankel TL (1981) Deficiência de ácidos gordos essenciais.*Br. Med. Bull* 37:59-64.

Rockwell P, Martinez J, Papa L, Gomes E (2004) A redox regula a regulação positiva da COX-2 e a morte celular na resposta neuronal ao cádmio. *Cell Signal* 16: 343-353.

Roman M, Calhoun WJ, Hinton KL (1997) A infeção pelo vírus sincicial respiratório em bebés está associada a uma resposta predominante do tipo th-2. *Am J Respir Crit Care Med* 156:190-195.

Roncone M, Bartlett H, Eperjesi F (2010) Ácidos gordos essenciais para o olho seco: A review. *Contact Lens & Anterior Eye* 33: 49-54.

Rosati G (2001) The prevalence of multiple sclerosis in the world: an update, Neurol Sci 22:117-139.

Ryter SW, Tyrrell RM (1998) Singlet molecular oxygen O2: a possible effector of eukaryotic gene expression. *Free Radic Biol Med 24*:1520-1534.

Sadovnick AD, Ebers GC, Dyment DA, Risch NJ (1996) Evidence for genetic basis of multiple sclerosis.The Canadian Collaborative Study Group. The *Lancet* 347:1728-1730.

Salvati S, Attorri L, Avellino C, Di Biase A, Sanchez M (2000) Diet, lipids and brain development. *Dev Neurosci* 22:481-487.

Santoli D, Zurier RB (1989) Os ácidos gordos precursores da prostaglandina E inibem a produção de IL-2 humana através de um mecanismo independente da prostaglandina E. *J Immunol* 143:1303-1309.

Sasa Sega, Branka Wraber, Anton Mesec, Alenka Horvat, Alojz Ihan (2004) IFN-B1a e IFN-B1b têm diferentes padrões de influência sobre as citocinas. *Clinical Neurology and Neurosurgery* 106: 255-258.

Schonrock LM, Gawlowski G, Bruck W (2000) Interleukin-6 expression in human multiple sclerosis lesions (Expressão de interleucina-6 em lesões de esclerose múltipla humana). *Neurosci Lett* 294: 45-48.

Schroeder F, Perlmutter JF, Glaser M, Vagelos PR (1976) Isolamento e caraterização de membranas subcelulares com composição lipídica alterada de fibroblastos em cultura. *J.Biol.Chem* 251:5015-26.

Shahabi S, Muhammad Hassan Z, Mahdavi M, Dezfoli M, Torabi Rahvar M, Naseri M (2008) Natureza quente e fria e alguns parâmetros dos sistemas neuroendócrino e imunitário na medicina tradicional iraniana: Um estudo preliminar. *O Jornal de Medicina Alternativa e Complementar*. 14: 147-156.

Shinto L, Marracci G, Baldauf-Wagner S, Strehlow A, Yadav V, Stuber L, Bourdette D (2009) Omega-3fattyacid supplementation decreases matrix metallo proteinase-9 productioninrelapsingremittingmultiplesclerosis. *Prostaglandins, Leukotrienes and Essential Fatty Acids* 80:131-136.

Shore PA, Alpers HS (1963) Platelet damage induced in plasma by certain fatty acids. *Nature* 200: 1331-1332.

Sibley JT, Blocka KL (1991) Changes in the marketing of methotrexate. *J Rheumatol* 18:783784.

Simopoulos AP, Leaf A, Salem N (2000) Workshop statement on the essentiality of and recommended dietary intakes from omega-6 and omega-3 fatty acids. *Prostaglandins Leukot Essent Fatty Acids* 63:119-21.

Sirek J (1955) Hempseed in the treatment of tuberculosis (Sementes de cânhamo no tratamento da tuberculose). *Ata Universitatis Palackianae Olomucensis* 6: 1-13.

Slater TF (1982) Lipid peroxidation. *Biochem.Soc.Trans* 10:70-71.

Sloka JS, Stefanelli M (2005) O mecanismo de ação da metilprednisolona no tratamento da *esclerose* múltipla.*Mult Scler* 11:425-432.

Smith KJ, Kapoor R, Felts PA (1999) Demyelination: the role of reactive oxygen and nitrogen species. *Brain Pathol* 9:69-92.

Stockard JE, Saste MD, Benford VJ, Barness L, Auestad N, Carver JD (2000) Effect of docosahexaenoic acid content of maternal diet on auditory brainstem conduction times in rat pups. *Dev Neurosci* 22:494-9.

Sun AY, Wang Q, Simonyi A, Sun GY (2008) Fenólicos botânicos e saúde do cérebro.*Neuromolecular Med* 10(4): 259-274.

Sun GY, Xu J, Jensen MD ,Simonyi A (2004) Phospholipase A2 in the central nervous system : implications for neurodegenerative diseases. *Journal of Lipid Research* 45: 205-213.

Surette ME, Edens M, Chilton FH, Tramposch KM (2004) Dietary echium oil increases plasma and neutrophil long-chain (n-3) fatty acids and lowers serum triacylglycerols in hypertriglyceridemic humans. *J Nutr* 134(6):1406-1411.

Swank RL, Lerstad O, Strom P, Barker J (1952) Multiple sclerosis in rural Norway: itsgeographic and occupational incidence in relation to nutrition. *N Engl J Med 246* : 721-8.

Taylor M (2002) Alternative medicine and the perimenopause: an evidence-based review. *Obstet Gynecol Clin North Am* 29:555- 573.

Thannickal VJ, Fanburg BL (2000) Reactive oxygen species in cell signaling. *Am. J. Physiol. Lung Cell Mol. Physiol* 279: L1005-L1028.

Thwin MM, Satyanarayanajois, SD, Nagarajarao LM, Sato K,Pachiappan A, Satish LR, Kumar PV, Gopalakrishnakone P(2007) Novos inibidores peptídicos da fosfolipase A2 secretora humana com atividade anti-inflamatória: estrutura da solução e modelação molecular. *J. Med. Chem* 50: 5938-5950.

Tremlett H, Devonshire V (2006) Is late-onset multiple sclerosis associated with a worse outcome? *Neurology* 67:954-959.

Understanding the theory behind graeco-arabic medicine (2003) Traditional Medicine Network. Documento em linha em: www.traditionalmedicine.net.au/chapter2 .htm#constitution Acedido em 15 de março de 2007.

van der Goes A, Brouwer J, Hoekstra K, Roos D, van den Berg TK, Dijkstra CD (1998) Reactive oxygen species are required for the phagocytosis of myelin by macrophages. *J. Neuroimmunol 92*:67-75.

Van Meeteren ME, Teunissen CE, Dijkstra CD, van Tol EAF (2005) Antioxidants and polyunsaturated fatty acids in multiple sclerosis (Antioxidantes e ácidos gordos polinsaturados na esclerose múltipla). *Jornal Europeu de Nutrição Clínica 59:1347-1361.*

Verity MA (1993) Mechanisms of phospholipase A2 activation and neuronal injury (Mecanismos de ativação da fosfolipase A2 e lesão neuronal). *Ann NY Acad Sci* 679:110-120.

Vladimirov YA, Olenev VI, Suslova TB, Cheremesina ZP(1980) Lipid peroxidation in mitochondrial membrane. *In Lipid Research* 17: 173-249.

Visioli F, Poli A, Galli C(2002) Antioxidante e outras actividades biológicas dos fenóis da azeitona e do azeite. *Med Res Rev* 22:65-75.

Vivacons M., Moreno JJ (2005) O beta-sitosterol modula a resposta das enzimas antioxidantes nos macrófagos RAW264.7. *Free Radical Biology&Medicine* 39: 91-97.

Weinshenker B e Mowzoon N (2006) Acute Treatments. In:Handbook of Multiple Sclerosis.*Taylor &Francis Group, New York*: 301-316.

Whitlock FA, Siskind M (1980) Depression as a major symptom of multiple sclerosis.

J Neurol Neurosurg Psychiatry 43: 861-865.

Estratégia global da OMS sobre medicina tradicional e alternativa (2002) *Public Health Rep*;117: 300-301.

Wolinsky JS, Narayana PA (2007) Glatiramer acetate in primary progressive multiple sclerosis: results of a multinational, multicenter, double blind, placebo-controlled trial. *Ann Neurol* 61: 14-24.

Wright HP, Thompson RHS, Zilkha KJ (1965) Platelet adhesiveness in multiple sclerosis. *Lancet* 2: 1109-1110.

Wu D, Meydani M, Leka LS, Nightingale Z, Handelman GJ, Blumberg JB, Meydani SN (1999) Effect of dietary supplementation with black currant seed oil on the immune response of healthy elderly subjects. *Am J Clin Nutr 70:* 536-543.

Xiaozhai L, Clarke RC (1995) The cultivation and use of hemp (*Cannabis sativa* L.) in ancient China. *J Int Hemp Assoc* 2(1): 26-33.

Yamashita A, Tanaka K, Kamata R, Kumazawa T, Suzuki N, Koga H, Waku K, Sugiura T (2009) Localização subcelular e actividades de lisofosfolipase/transacilação da fosfolipase A2 do grupo IVC humano (cPLA2γ). *Biochimica et Biophysica Ata* 1791:1011-1022.

Yamazaki K, Fujikawa M, Hamazaki T, Yano S, Shono T (1992) Comparação das taxas de conversão do ácido alfa-linolénico (18-3(n-3)) e do ácido estearidónico (18-4(n-3)) em ácidos gordos polinsaturados mais longos em ratos. *Biochim Biophys Ata* 1123:18-26.

Yao JK, Leonard S, Reddy RD (2003) Increased nitric oxide radicals in postmortem brains from schizophrenic patients. *Schizophr. Bull. no prelo.*

Yehuda S (2003) Omega-6/omega-3 ratio and brain related functions. In: Simopoulos AP, Cleland LG, editores. Omega-6/omega-3 essential fatty acid ratio: the scientific evidence. *Basel: Karger*: 37-56.

Yehuda S, Rabinovitz S, Mostofsky DI (2005) Essential fatty acids and the brain: From infancy to aging. *Neurobiology of Aging* 26S: S98-S102.

Yehuda S, Rabinovitz S, Carasso RL, Mostofsky DI (2000) Mixture of essential fatty acids rehabilitates stress effects on learning, and cortisoland cholesterol level. *Int J Neurosci* 101:73-87.

Yedgar S, Cohen Y, Shoseyov D (2006) Controlo das actividades da PLA2 para o tratamento de doenças inflamatórias. *Biochimica et Biophysica Ata* 1761: 1373-1382.

YongVW,Chabot S, Stuve O,Williams (1998) Interferão beta no tratamento da esclerose múltipla: mecanismos de ação. *Neurologia* 51: 682-689.

Yoshida Y, Niki E (2003) Antioxidant effects of phytosterol and its components. *Journal of Nutritional Science and Vitaminology* 49: 277-280.

Zarkos I, Vrana I, Livieratos G (2003) O carvedilol afecta favoravelmente a atividade simpato-vagal em hipertensos essenciais. *Am J Hypertension* 16: A134-A135.

Zias J, Stark H, Sellgman J, Levy R, Werker E, Breuer A ,Mechoulam R (1993) Early medical use of cannabis. *Nature* 363(6426): 215.

Zuvich RL, McCauley JL, Pericak-Vanceb MA, Hainesa JL (2009) Genetics and pathogenesis of multiple sclerosis .*Seminars in Immunology* 21: 328-333.

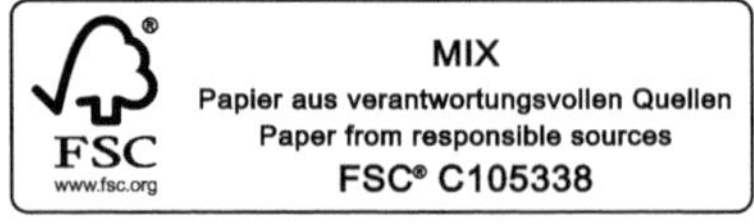

Printed by Books on Demand GmbH, Norderstedt / Germany